廖婉絨教你 吃出
好孕來

◎中醫師 廖婉絨 著

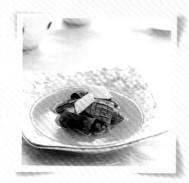
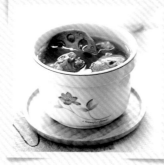
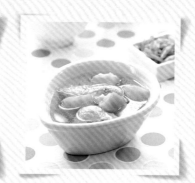

文經社

最佳的懷孕養胎指南

◎鄭志堅

從事婦產科醫師十多年來，親手接生了數以千計的新生命；而我一直深信著，在這個世界正因為這些新生命生生不息，因而創造無限驚奇與喜悅。自古至今，懷孕生產是絕大多數女性必經的重要過程，在這個「精緻化」生產的時代，要想生得少又要生得好，所需要知道與注意的事項，真使人感到千頭萬緒。此時，一位好醫師或一本好書就能派上用場了。

與廖婉絨醫師相識近二十年來，深知她對鑽研專業知識不遺餘力。其專業的學養，再兼以個人對於懷孕生產的「實戰經驗」，她在本書中以許多不同的角度，舉凡孕前的調理、常見的婦女病與懷孕的關係等等，都有深入而且獨到的說明。

醫學是博大精深的，無論中醫或西醫，都有太多太多的知識等待吾人學習與了解。傳統醫學與實務上的確有著許多西醫的領域無法達到的境界。是以本人極其推崇廖醫師深諳中醫學來為所有病患解決疑難雜症的服務精神。

一位好醫師的養成不易，在廖醫師的身上卻兼具了美貌與極高的醫學素養。《廖婉絨教你吃出好孕來》這本書詳盡易讀、實用性絕佳，是一本非常貼心的孕前調身指南。

國泰醫院內湖分院婦產科主任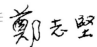

懷孕、生產的關鍵在孕前調身

◎廖婉絨

懷孕、生產是人生的大事，孕育一個健康、聰明的寶寶更是每個準媽媽的願望。所以，在門診中經常有女性朋友問我：「廖醫師，我想懷孕要吃些什麼？」、「婆婆、老公都希望我生男孩，要改變飲食習慣嗎？」、「我的身體這麼差，能懷孕嗎？會不會對寶寶有影響？」

其實，影響胎兒體質的關鍵，在懷孕前就已經形成。想生男或生女、想擁有一個健康的北鼻，都應該在懷孕前就做好準備，女性在懷孕前身體越健康，懷孕過程就會越順利，生出健康、優生的寶寶的機會也越大。

雖然目前市面上已有不少有關懷孕時如何攝取營養的參考書籍，但對於懷孕前該怎麼調養的參考專書卻相當少見。因此，在本書中，我希望能讓女性朋友早一點了解孕前調養的重要性，平日應先調養自己的身體達到最好的狀況，在懷孕時一定能倍感安心，也讓新生命的到來成為最幸福的喜悅。

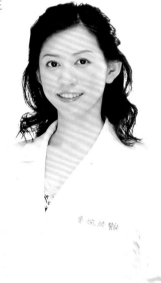

一般來說，最好在準備懷孕的前半年，就要開始積極、全面調理體質。若是沒有懷孕打算的女性，平時的調理還是不可輕忽，尤其是生殖系統方面的調理與照護；所謂：「留得青山在，不怕沒柴燒」，惟有調理好經期狀況，照護好女性生殖系統的機能，對荷爾蒙的正常分泌都有所助益，以後要正常受孕就不難了。

因此，我特別針對幾個和懷孕密切相關的問題，包括：生殖系統、心肺血管系統、腸胃系統、泌尿系統、肌肉骨骼系統、皮膚和心理方面等等問題，分別探討病因以及與懷孕的關係，並且搭配藥膳調理。因為我也是個忙碌的上班女性，所以我設計的藥膳，沒有繁複的準備過程，只要幾個簡單、方便的步驟，就可以完成一道美味又養生的藥膳。

　　建議您，先檢視自己的問題，再找出自己的體質類別，不同的體質，搭配不同的藥膳調理，如此對症下藥，才能達到事半功倍的效果，培養易受孕的體質，這樣才能為自己及寶寶的健康做到最佳保障，也能讓整個孕期健康舒適、快樂漂亮。

　　其實，我和許多現代都會女性一樣，是「晚婚少子」趨勢下的高齡產婦，所以當初決定要懷孕，就更特別重視孕前的調養。

　　在整個懷孕過程中，我在心理上享受為人母的喜悅，但生理上卻沒有因為懷孕身體的變化產生痛苦，仍舊照常看診，沒有因為身體不適請過一天假，跟診的護士小姐還說：「廖醫師，你怎麼懷孕後還健步如飛，下肢都沒有水腫，一點也不像行動不便的孕婦，仍然活力充沛呢！」我得意地說：「因為我懷孕前就開始調理身體了！」也希望每個想懷孕的女性，都能先做好準備，平常就先好好疼惜自己的身體，一定會有回報的！

　　最後謝謝文經社主編麗文的提議，讓這本書能夠誕生；更感謝夫婿吳士宏及家人的支持與體諒，使得我在忙碌的看診之餘，還能抽空寫稿。另外，也謝謝靜如幫忙蒐集資料，德韓貿易公司提供品質優良的中藥材，特別要謝謝鄭志堅醫師，利用百忙之餘抽空撰寫推薦序。最後，要謝謝我可愛的女兒欣樺，因為她的出現，我才能親身體驗懷孕的整個美妙過程，驗收我孕前調理的成績，看看現在我依舊健康苗條的身體，就是最好的驗證囉！

目次 CONTENTS

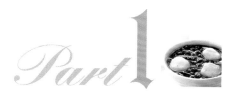

孕前準備

孕前的優生規畫與準備，不但可以預先瞭解與防範懷孕時的一些意外情況，也能減少許多不必要的困擾，再加上懷孕期間，孕婦的生理狀況、外表體型、飲食習慣都會有很大的改變，所以先做好孕前調理，才能讓孕期的不適減到最低，且孕育出一個健康寶寶。

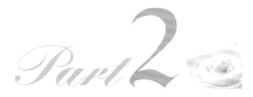

孕前生殖系統調養

從月經的週期律動，可以明瞭女性的身體會在每一個月做好懷孕的準備，在以下的章節中，將分別就月經先期、月經後期、經血過多、經血過少、閉經、痛經、白帶等症狀來探討，並建議搭配不同體質，分別進行藥膳調理。唯有調理好經期狀況，照顧好女性身體的機能，才能健康的受孕。

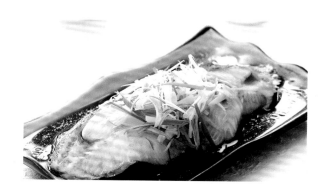

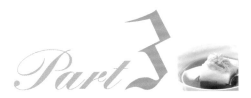

Part 3

孕前心肺血管系統調養

過敏性體質是可能遺傳的，一般致敏化的過程，在媽媽的子宮內就開始了，所以從孕前就必須調整體質，降低小孩過敏的機會。若有心血管疾病困擾的女性，必須先找出原因，在孕前先做調理，養成運動的習慣，強化自己的心肺功能、促進血液循環，以減少孕前的困擾。

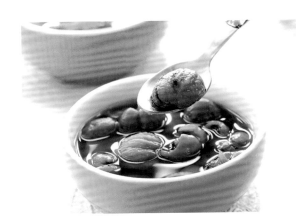

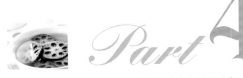

Part 4

孕前腸胃・泌尿系統調養

腸胃與泌尿系統的調養不容輕忽，如果出現腹瀉可能是病毒感染。女性朋友經常有頻尿的困擾，也可能是婦科疾病所導致，與懷孕大有關係，除了要找出病因，平時的藥膳調理，可以改善體質，氣血循環才能暢行無阻。

Part 5

孕前骨骼・皮膚・精神系統調養

要做個漂亮的孕婦，從孕前就開始要做好肌膚保養，加強保濕調理，保持心情愉快、睡眠充足、規律生活，能讓妳在懷孕的過程中，減輕皮膚不適帶來身體和心理上的困擾，準備做個水噹噹的準媽媽！

孕前準備

懷孕是需要做準備的。孕前的優生規畫與準備，不但可以預先瞭解與防範懷孕時的一些意外狀況，也能減少許多不必要的困擾。再加上懷孕期間，孕婦的生理狀況、精神狀況、外表體型、飲食習慣、排便習慣等都會有很大的改變，所以，除了要確定自己的身心健康狀況是否適合懷孕外，更要做好孕前調理，才能讓孕期的不適減到最低，且孕育出一個健康寶寶。

以下就讓我們一起來認識孕前體質調理、懷孕前疫苗接種、孕前檢查、高齡產婦的風險、男性也要調養身體、掌握生男生女的訣竅。

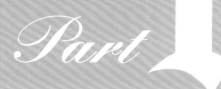

孕前各個系統的調養

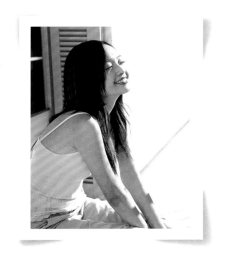

　　想當媽媽的女性，都應該在懷孕前就做好準備，因為大部份女性都是在懷孕數週後，才知道自己受孕了，此時一些對胎兒的決定性影響已經形成；再加上女性在懷孕前身體越健康，懷孕過程就會越順利，生出健康寶寶的可能性也越大。

　　也就是說，孕前提早做準備不但可以提高母體受孕的能力，並給予胚胎最佳營養狀況，也能讓母體及胎兒在整個孕期過程中有較好的生理環境，以減少各種併發症發生的可能性，或在日後產生不良的影響。其重要性甚至影響女性人生後半期的健康狀況與生活品質。

孕前調養攸關寶寶健康

　　因此，當女性預備要懷孕時，最好能在3~6個月前就要開始進行孕前調理，先察覺自己身體和心理方面是不是有出現任何問題，而這些問題是否已屬病態，再進一步追究造成此問題的可能原因，是否會影響受孕，或是日後懷孕時更加嚴重，甚至影響胎兒健康。這些可能的身心問題，包括：生殖系統方面（月經先期、月經後期、經血過多、經血過少、閉經、痛經、白帶），心肺血管系統方面（過敏性鼻炎、過敏性支氣管炎、頭痛、頭暈、心悸、水腫），腸胃系統方面（便秘、腹瀉），泌尿系統方面（血尿、頻尿），皮膚系統方面（痤瘡、濕疹），骨骼肌肉系統方面（腰痠痛），心理精神方面（失眠、焦慮）等等。

　　要如何做好孕前調理呢？中醫強調「致中和」，也就是五臟六腑都要協調陰陽

平衡，所以，包括肝、心、脾、肺、腎等主掌人體內分泌系統、呼吸系統、泌尿生殖系統、心血管系統、肌肉骨骼系統、腸胃系統等都要調理順暢，讓氣血充足。

調整成容易受孕的體質

「藥膳調理」是一種方便又有效的方式，不過在藥膳調理前，要先根據身心症狀，找出自己的體質類別，不同的體質，搭配不同的藥膳調理，如此對症下藥，才能達到事半功倍的效果，培養易受孕的體質，這樣才能為自己及寶寶的健康做到最佳保障，也能讓整個孕期健康舒適，快樂漂亮。

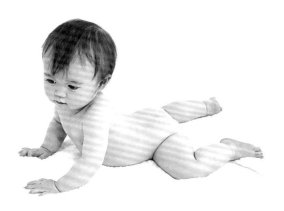

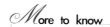
More to know

❋ 如何使用本書做好孕前調養

1. 先確定有沒有生殖系統的疾病

生殖系統的疾病與懷孕的關係最密切，所以先檢視自己是否有生殖系統方面的困擾，如：痛經，接著翻閱到「痛經」的章節，檢視自己是屬於何種體質的經痛，如：「氣滯血瘀型痛經」，那麼妳可選用「紅糖糯米飯」，並依照藥膳上的服用時機食用。

2. 同時出現兩項以上症狀，可同時調理

如：同時有「經血過多」和「痛經」的困擾，同時檢測自己是屬於何種體質的經血過多和何種體質的痛經，如「氣滯血瘀型痛經」和「血瘀型月經量過多」，則同時選用「紅糖糯米飯」和「皮蛋香菇粥」一起調養。

待生殖系統困擾改善，再檢視是否有其他心肺血管系統或腸胃、泌尿系統方面的困擾，若同時有兩種以上的問題，可同時調養。同時有頭痛、便秘和失眠的困擾，先檢視自己分別屬於何種體質的問題，如「肝火上炎型頭痛」、「積熱氣滯型便秘」、「痰熱擾心型失眠」，則可同時選用「芹菜蘿蔔番茄湯」、「竹筍冬瓜湯」、「百合蓮子燉肉湯」一起調養。

3. 準備懷孕前半年要開始積極調理體質

想要懷孕者可依照書上描述的方法服用。若是沒有打算馬上懷孕的女性，平時的調理還是不可輕忽，一個星期可以利用兩天，檢視自己這一個星期身體不適的症狀，選用適合妳體質的藥膳調理。

孕前的健康檢查

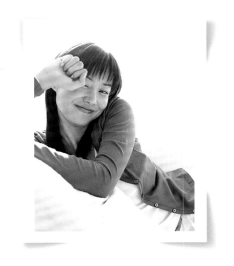

做好檢查預約優生北鼻

孕前健康檢查的目的就是「預約優生的下一代」。尤以年滿34足歲的高齡孕婦，更要確實做好孕前健康檢查。設有家庭醫學科或保健科的公私立醫院均可。

孕前健康檢查，是透過特定檢查，對家族病史有更進一步的瞭解，協助每對準父母於懷孕前了解彼此及家族的健康狀況，有問題能即早發現，依循醫師指示在孕前做適當處治，做好妥當生育計劃。減少不孕，或成為懷孕高危險群、生出罹患遺傳疾病、傳染病、先天性缺陷兒的可能。

高齡產婦懷孕容易發生的狀況

社會經濟型態改變，晚婚比例增高，使得女性高齡生子的情況相當常見，到底幾歲以上懷孕是屬於「高齡產婦」？各國標準不一，目前台灣是以懷孕年齡在34歲以上者，稱為高齡產婦。

高齡女性生育機能會明顯降低、生育出染色體異常的胎兒與畸形兒的比例也會逐漸升高，讓懷孕成為一件風險很高的事。所以，只要是高齡產婦，不論是初產婦或經產婦，都要特別作好產前檢查。

高齡女性在婦科及產科的疾病，也較一般年輕孕婦來得多。高齡產婦常見的婦科疾病，如：子宮肌瘤、子宮頸瘜肉等；或懷孕後出現妊娠高血壓、妊娠糖尿病、胎兒過大、子癲前症、胎兒先天發育異常或胎死腹中的機率增加。也因年齡的關

係，較易合併內科疾病，且器官功能較老化，自然流產率、難產、早產或剖腹產機率也相對提高，這些情況都會直接增加高齡產婦懷孕、生產期間的危險性。

雖然高齡孕婦較容易遇到種種懷孕的問題，危險性也較高，但懷孕本身就是一個自然的篩選過程，高齡女性的身體如果能夠自然懷孕，就表示體質有孕育下一代的能力。只要經過完整的產前篩檢程序，和醫師密切配合，加上定期產檢，都能如願生下一個健康的優質寶寶。

常見的孕前檢查

■ 子宮卵巢超音波檢查

生殖器官的異常，如極少數的雙子宮、雙陰道、生殖道畸形等問題，在懷孕前被發現，可以事先做手術治療，以減少受孕困難及流產機率。

■ 月經異常檢查

月經異常不僅會造成身體不適，還可能會導致不孕。所以有月經異常者，應該先找醫師檢查，找出導致月經異常的原因，加以治療，才能正常受孕。

■ 父母地中海型貧血檢測

地中海型貧血是台灣常見的單一基因遺傳疾病，是一種隱性遺傳的血液疾病。如果父母都是地中海型貧血帶原者，約有1/4的嬰兒可能成為重型地中海型貧血患者。

只要是重型地中海型貧血患者，不論是甲型或乙型，都會危及孕婦與胎兒的生命，出現胎兒水腫、胎死腹中、出生後不久死亡、新生兒貧血等嚴重現象，也會導致孕婦出現高血壓、子癲前症、產前或產後出血等合併症。對個人、家庭、社會而言，都會造成很大的心理及經濟負擔。

孕前健康檢查主要項目：

女　　性	男　　性
☑ 尿液檢查	☑ 尿液檢查
☑ X－Ray	☑ 愛滋病篩檢
☑ 血液常規	☑ 血液常規
☑ 子宮卵巢超音波	☑ 梅毒篩檢
☑ B肝抗體	☑ 精蟲檢查精液分析
☑ 子宮內膜異位症	
☑ 愛滋病篩檢	
☑ 心電圖	
☑ 梅毒篩檢	
☑ 甲狀腺激素	
☑ 德國麻疹抗體篩檢	
☑ 紅斑性狼瘡	
☑ 水痘抗體	

懷孕前要施打的疫苗

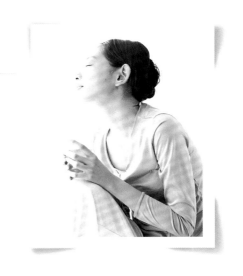

懷孕前應該施打的預防疫苗，一般只有德國麻疹疫苗而已。也有部分醫生主張懷孕前要施打水痘疫苗、B型肝炎疫苗或流行性感冒疫苗等等，不過並沒有得到醫界的一致認可，準備懷孕的人可自行考慮是否要注射疫苗。

■ 德國麻疹疫苗

懷孕前三個月內或懷孕時感染德國麻疹，很有可能會經由胎盤而感染到胎兒，造成寶寶重大畸型，例如：先天性痲疹症候群（會有耳聾、視網膜病變、中樞神經系統缺陷、智能障礙等畸形問題），或出現新生兒肝脾腫大、白內障、青光眼、小眼症、聽力缺損、心臟缺陷及神經系統、骨骼發育異常等症狀，甚至發生流產、早產。

不過，德國麻疹的危險性是隨著懷孕週數的增加而逐漸降低的，但是在早期懷孕時感染，有很高的機率導致畸胎。而且

德國麻疹疫苗是減毒疫苗，不能在懷孕期間接種，也會有導致胎兒畸形的可能。所以，應該在懷孕前3~4個月就要開始準備施打德國麻疹疫苗，相隔3個月以上後再懷孕，就能安全無虞了。

■ 水痘疫苗

水痘病毒的致畸胎率以13~20週最為危險。孕婦受到水痘感染後，可能會經由胎盤傳給胎兒，造成胎兒畸型的狀況，但因目前醫界對施打水痘疫苗仍有歧見，在施打前必須先徵詢你的婦產科醫師。

男性朋友也要調養身體

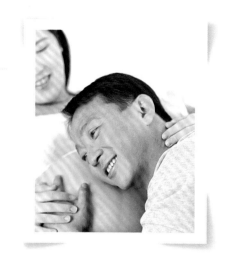

　　要孕育健康優秀的下一代，不只是女性的責任，唯有在父母雙方都身心健康的情況下，才能完全實現優生保健。因為胎兒的健康與父母的健康、生活環境、飲食習慣息息相關，所以，準備懷孕前，男性也應該要先照顧好自己的健康狀態，那麼預約一個健康寶寶將變得更容易！

懷孕前，男性該做的準備工作

▌孕前健康檢查

　　男女雙方都要接受孕前健康檢查，男性可著重在「精液分析檢查」，進行精子方面的檢查，以了解精蟲數量與品質。

▌中醫體質調理

　　準備懷孕的夫妻，男女雙方都可在孕前的3~6個月，藉由中醫師診治調理，讓體內氣血調和、陰陽平衡，提高精子與卵子的品質，增進生出一個優質健康寶寶的機會。

▌忌菸忌酒

　　要特別提醒男性的是，很多男性都知道在另一半準備受孕期間，妻子應該要忌菸忌酒，自己卻仍然菸酒不忌，完全忽略了男性提供精子的重要性，因而可能對生殖細胞產生不良影響。

▌少接觸甚至遠離化學藥劑及有毒物質

　　不管男性或女性，環境中有毒物質，會嚴重影響生殖系統功能，如果工作環境一定得接觸時，要積極做好防範與保護。

掌握生男生女的訣竅

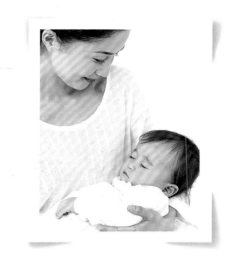

雖然「男孩女孩一樣好」的觀念，已在大多數人的心中獲得認同，如果仍想特定的生男或育女，隨著醫療技術的進步，想要「指定」小孩的性別已經不是不可能的事。

有關性別的決定，現代科學已清楚證實：女性的卵子和胎兒的性別無關，當卵子自卵巢中排出，遇到 X 精子結合，則為女性；若遇到 Y 精子結合，則為男性。

一般可以利用先進的醫療生殖科技，如精蟲分離術、口服排卵藥、胎胚性別鑑定等，不過就算技術再精良，成功率也不可能是百分百。

此外，也可掌握一些訣竅，包括控制陰道酸鹼性、特定時間行房，再配合藥物、飲食的調理下，來達成生男生女的目標。

生女寶寶機率增加的原則

X 、 Y 精子在酸鹼值不同環境裡，游動的速度不相同；利用 X 精子喜好酸性的特質，維持陰道中酸性的環境，可以提高生女機率。

性行為的次數應該頻繁

在排卵前 2~3 天，不需節制房事，性行為的次數愈多，可使 Y 精子的數量減少，增加生女的可能性。

在排卵日前二到三天行房

排卵日前 2~3 天，子宮頸管尚未分泌鹼性黏液，所以陰道中仍保持酸性，使 Y 精子易被淘汰，留下 X 精子能游到輸卵管，精

子在子宮內有3天生存期，待排卵日卵子從卵巢排出後受精，就能順利懷女寶寶。

讓陰道呈現酸性

在房事前15分鐘，可用200cc溫水加10cc白醋混合，灌洗陰道。

女方盡量避免高潮

正常女性的陰道呈現強酸性，高潮時子宮頸管會分泌鹼性分泌物，加速Y精子活動。所以想生女兒的人應盡量避免高潮，不讓陰道鹼性增強。

淺插入體位

盡量採取淺插入的姿勢，讓射出的精子必須游過酸性的陰道溶液裡才到達子宮頸，這樣會儘可能淘汰Y精子，只留下X精子。

生男寶寶機率增加的原則

利用Y精子在鹼性分泌液中游動的速度較快，儘可能在性交時，保持陰道內呈鹼性，便可提高生男機率。

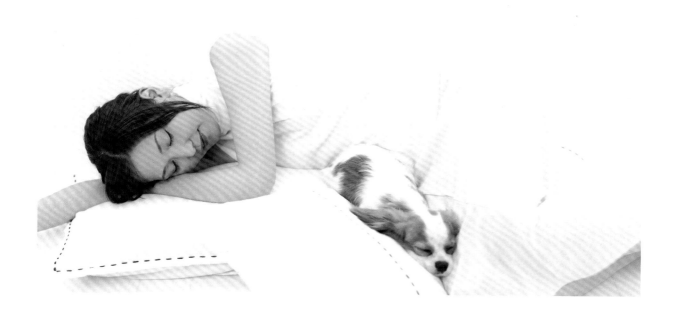

排卵日前要禁慾

房事要儘可能在排卵期，且之前須節制，尤其排卵日前5天要完全避免，以確保Y精子數目最多。

在排卵日當天行房

在排卵後6~7小時性交而受孕，多半可懷男嬰，因為排卵期間子宮頸分泌鹼性黏液，適合Y精子生存。

讓陰道呈現鹼性

在房事前15分鐘，可用200cc溫水加10cc小蘇打粉混合，灌洗陰道。

女方達到高潮

女方的高潮要在丈夫前或同時，因為高潮時子宮頸管會分泌鹼性黏液，適合Y精子的理想環境。

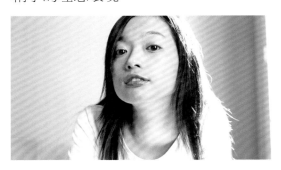

深插入體位

男方射精時要完全插入，使精液射出時，接近子宮頸，因為子宮頸管呈鹼性。

用飲食調整身體酸鹼度

利用鹼性較適於生男、酸性較適於生女的理論，來調整飲食也可以影響精子活動，進而影響生男、生女的機率。一般至少須自女性排卵日前二週開始。

想生男寶寶時

妻子：要多食用偏鹼性的食物，例如新鮮蔬菜、富有鈣質及維他命C和D、碘質、鐵質的食品。

丈夫：要多食用偏酸性的食物，例如肉類，如此先生的精液充沛，射精後加強妻子陰道的鹼性。

想生女寶寶時

妻子：要多食用偏酸性的食物，例如魚類、肉類、蛋白及酸味的水果（鳳梨、橘子）等。

丈夫：要多食用偏鹼性的食物，例如海帶、茶、海藻、蔬菜、豆類等。

孕前生殖
系統調養

從月經的週期律動，可以明瞭女性的身體會在每一個月做好懷孕的準備，以下的章節中，分別就月經先期、月經後期、經血過多、經血過少、閉經、痛經、白帶等症狀來探討，並建議搭配不同體質，分別進行藥膳調理。唯有調理好經期狀況，照顧好女性身體的機能，才能健康受孕。

Part 2

生理期，是女性的健康密碼

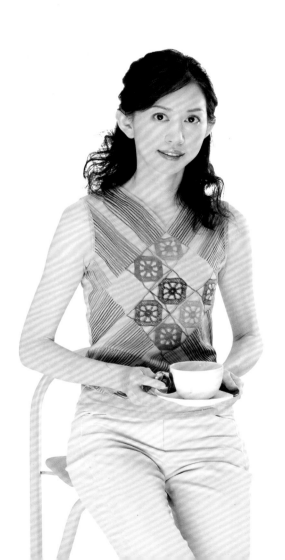

月經的形成

月經是週期性的子宮出血，也就是隨著卵巢的週期性變化，子宮內膜會週期性地脫落及出血。要有正常的月經，與月經週期有關的下視丘、腦下垂體、性腺（卵巢）等處，要能正確下指令、接收指令，且分泌正確的荷爾蒙。

也就是說，月經的形成，首先是要由腦部的下視丘和腦下垂體正常的下指令給卵巢，然後卵巢能按照此指令於一定的週期分泌正確的荷爾蒙，而且這些荷爾蒙要能夠到達子宮，且作用在子宮內膜上；子宮內膜也要能夠受到女性荷爾蒙刺激而增厚，且經由適當黃體素作用後，能夠剝落；這些剝落下來的經血，能順利經由子宮頸、陰道流出體外，才是正常月經。

所以，如果要使月經規則、正常，就必須使下視丘→腦下垂體→卵巢，這一連串所分泌的荷爾蒙，能夠順利作用。

月經和排卵的關係

正常的月經和排卵有著密切的關係，且持續的產生變化。以下就簡述這種複雜的荷爾蒙作用及排卵、月經的關係：

月經的出現代表女性生理的漸漸成熟，會從位在間腦的下視丘神經細胞分泌一種「性腺素釋放激素」，這種「性腺素釋放激素」荷爾蒙會刺激腦下垂體前葉，使腦下垂體分泌出「濾泡刺激素」。

而「濾泡刺激素」會隨著血液循環到達卵巢，刺激位在卵巢中的卵泡開始發育，進而使其中的一個卵泡逐漸成熟為卵細胞。這個成熟的卵細胞，會分泌一種「動情素」，且會作用於子宮內膜，使子宮內膜逐漸增厚，準備接受受精卵的著床。

另一方面，當「動情素」的分泌量達到最多時，腦下垂體會停止分泌「濾泡刺激素」，開始分泌出多量的「黃體生成激素」。

當「黃體生成激素」到達卵巢後，就會刺激成熟的卵細胞排出卵子，這就是排卵，通常一個卵細胞只會排出一個卵子。

排出卵子的卵細胞會變成「黃體組織」，開始分泌多量的黃體素和少量的動情素。卵子如果持續存活著，由於黃體素的

作用，子宮內膜會變得肥厚柔軟，而做好接受受精卵的準備。

如果卵子和精子結合，形成受精卵在子宮著床，就是懷孕了。但是卵子如果不能受精，子宮內膜就沒有存在的必要，黃體組織就會萎縮為白體，血液中的黃體素和動情素的濃度也會急遽降低，子宮內膜因而開始剝落、出血，排出體外，造成月經。

也就是說，從月經的週期律動，可以明瞭女性的身體會在每一個月做好懷孕的準備，如果沒有懷孕，就會把不需要的東西排出體外。

月經正常？不正常？

要判斷月經的正常或不正常，主要可從月經週期、月經排出量、月經顏色、月經性質氣味等這幾個方面來衡量。

▋ 從月經週期來看

正常月經週期：月經週期的計算，以月經來的第一天至下次來經的前一天為止，正常週期約每隔28天來潮一次，前後不會相差到一週，所以21~35天還屬正常範圍。如果每次月經來潮提前或延後3~5

天，也無其他不適症狀，或偶爾提前或延後一次，下次仍如期來潮，則屬正常範圍，不屬病態。

月經先期：也稱「月經提前」、「經期超前」、「經早」。也就是原本規律的月經週期提前7天以上，甚至一個月來兩次，連續出現3個週期以上，就屬病態。

月經後期：也稱「經行錯後」、「經行後期」、「經遲」。也就是原本規律的月經週期延後7天以上，甚至延後2~3個月，並且連續出現3個週期以上，就屬病態。

▌從月經排出量來看

正常月經量：一般來說，經血來的期間平均約4~7天，經血的量約50~100ml左右。量多集中在前2~3天，平均一天換6片衛生棉（平均2~3小時換1片），夜晚則使用夜間加長型棉墊，之後幾天月經量逐漸減少至完全乾淨。

經量過多：一般定義是每次經期出血量超過100ml，以衛生棉用量來換算，前幾天量多時每一個小時衛生棉就滿溢，甚至白天要使用夜間加長型的棉墊，一天要換10片以上衛生棉，整個週期使用超過60片，則有經血過多的問題。此外，如果

整個月經來潮時間長達10~14天，經血點滴淋漓不止，也屬經血過多的範疇。

經量過少：以衛生棉用量來換算，經血量稍多的前2天，一天平均換2片衛生棉即可，或是整個月經期間不需使用衛生棉，只用護墊就可以；甚至整個行經期間縮短，只來1~2天即結束，則稱「經量過少」。經量多寡應和自己相比，如果近半年月經量突然明顯減少原來經量約一半以上，最近也未服用任何藥物或裝避孕器，最好就醫診治。

▌從經血顏色來看

經血一般呈暗紅色，月經剛開始時量會較少、顏色也較淡，通常第二天顏色則呈暗紅色、量也變多。如果是紫紅或清黃、咖啡色，均屬不正常顏色。

▌從經血性質氣味來看

月經除血液外，還有子宮內膜碎片、子宮頸粘液及脫落的陰道上皮細胞。經血主要特點是不凝固，一般不稀薄也不黏稠，稍帶黏性，偶爾有些小凝血塊，除略帶腥味外沒有什麼臭味。如果又黏又稠、或清利如水、或血塊大而堅，都是病理現象。

伴隨月經週期出現的病症

　　如：經痛，經前乳脹，行經期頭痛、身痛，行經期腹瀉，行經期口糜、行經期眩暈、行經期風疹塊、行經期浮腫、行經期情志異常等病症都是。

生殖系統與準備懷孕的關係

　　月經正常規則，就必須下視丘→腦下垂體→卵巢這一連串所分泌的荷爾蒙，能夠順利作用，一旦某個環節出了問題，如下視丘和腦下垂體腫瘤、中風、缺血、感染而失去功能、卵巢本身退化、多囊性卵巢、巧克力囊腫、骨盆腔發炎、子宮內膜受傷、子宮內膜異位、子宮肌瘤、子宮肌腺瘤等，這些器質性的病變，都會導致月經異常。

　　另外，不要忽略其他身心的急劇變化，及身體很多疾病，都會影響月經，如：急劇體重變化或劇烈運動，壓力及厭食症、營養不良、甲狀腺機能亢進或衰退、糖尿病、內分泌失調、肥胖、男性荷爾蒙過高等全身性的狀況，都會影響卵巢排卵，及這一連串荷爾蒙的分泌。

　　在以下的篇章中，將分別就月經先期、月經後期、經血過多、經血過少、閉經、痛經、白帶等症狀來探討，並建議搭配不同體質，分別藥膳調理。唯有調理好經期狀況，也就是照護好女性身體的機能，對女性卵巢子宮的功能，荷爾蒙的正常分泌都有所助益，要正常受孕當然也就不難。

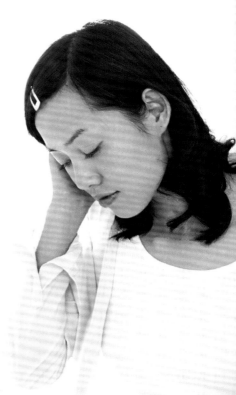

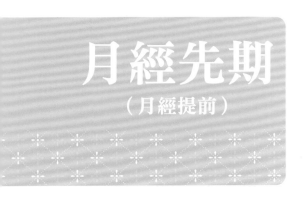

月經先期

（月經提前）

Q：廖醫師，我的月經這個月初才來的，怎麼才隔兩個星期又來報到？我本來算好這幾天是排卵期，預備努力做人呢，看來又泡湯了，究竟是怎麼回事？

A：妳的經血量來得很多嗎？

Q：和上一次月經量比起來少很多，用衛生護墊就夠了，而且3天就乾淨。

A：妳先不要太焦慮，這個現象有可能是排卵期出血，多屬生理狀況；至於是不是月經異常提前，還需作進一步檢查及觀察。

什麼是月經先期？

月經先期也稱為「月經提前」、「經期超前」、「經早」。一般來說，月經平均每28天來潮一次，前後不會相差到一週，所以21~35天還屬正常範圍。如果每次月經來潮提前3~5天，也無其他不適症狀，或偶爾提前一次，下次仍如期來潮，不屬病態。但若每次月經來潮都會比上一次的時間提前7天以上，甚至一個月來兩次，連續出現三個週期以上，就屬病態，必須尋求醫師診治。

月經提早來潮，也有可能是「排卵期出血」，兩者如何區別：

月經先期：月經提前7天以上，但是經量和月經來的天數與正常月經相同。

排卵期出血：發生在月經週期第12~16天（排卵期），一般出血量少（用衛生護墊即可），且持續時間在三天以內者，多屬生理情況。

月經先期發生的原因

■ 排卵機能不良性子宮出血

卵巢機能異常，其分泌的性激素失常，造成卵泡期短縮，黃體機能不全，便會影響到子宮內膜的生長與剝落，造成月經來潮到下次排卵的時間過短，而使得月經提前。

■ 無排卵機能不良性子宮出血

發生的原因有很多：包括下視丘或腦

下垂體病變、雄性激素過多症候群、糖尿病、甲狀腺機能低下、血液性疾病、腎上腺腫瘤、慢性疾病、酒精或藥物濫用、壓力和運動過量、營養不良、厭食症等。

▌ 婦科器質性子宮出血

可能是子宮外孕、流產、子宮內膜異常增生或長瘜肉、子宮肌瘤或腫瘤、子宮頸糜爛、子宮頸癌、子宮頸長瘜肉或發炎、卵巢腫瘤等，都可能造成非經期不正常出血。

月經先期與懷孕的關係

無論是排卵機能不良性子宮出血，或是無排卵機能不良性子宮出血，都代表卵巢內的原始卵細胞發育不成熟，又怎能接受精子的結合，進而形成受精卵。

此外，因為卵巢或子宮器質性病變造成非經期不正常出血，都會嚴重影響受孕，以及受精卵著床、生長等問題，所以準備懷孕的女性，一定要重視這個問題。

●我是什麼體質的月經先期？

☐ ♥ 經量多	☐ ★ 經量少	☐ ◎ 經量多	☐ ♣ 經量正常
☐ ♥ 經血清稀無血塊	☐ ★ 經血黏稠	☐ ◎ 經血黏稠	☐ ♣ 經血黏稠挾有血塊
☐ ♥ 經血色淡	☐ ★ 經血色深紅或暗紅	☐ ◎ 經血色深紅或紫紅	☐ ♣ 經期小腹脹痛
☐ ♥ 小腹空墜感	☐ ★ 面色潮紅	☐ ◎ 面紅赤	☐ ♣ 經前有脹乳的感覺
☐ ♥ 面色蒼白	☐ ★ 手腳心熱	☐ ◎ 心胸煩悶	☐ ♣ 體型多肥胖
☐ ♥ 精神倦怠	☐ ★ 口乾不想喝水	☐ ◎ 口渴欲飲冷水	☐ ♣ 情緒不穩定
☐ ♥ 四肢無力		☐ ◎ 尿黃	☐ ♣ 煩躁易怒
☐ ♥ 心悸		☐ ◎ 大便乾結	☐ ♣ 口苦
☐ ♥ 食慾不振			☐ ♣ 偏頭痛
☐ ♥ 大便稀軟			

出現 ♥ 數量多者 ➜ 屬於氣虛型月經先期 ➜ 藥膳調理 請參考 24 頁
出現 ★ 數量多者 ➜ 屬於陰虛內熱型月經先期 ➜ 藥膳調理 請參考 25 頁
出現 ◎ 數量多者 ➜ 屬於血熱型月經先期 ➜ 藥膳調理 請參考 26 頁
出現 ♣ 數量多者 ➜ 屬於肝鬱化熱型月經先期 ➜ 藥膳調理 請參考 27 頁

紅燒牛腩

適用	氣虛型月經先期
功效	補氣固攝調經

服法：月經結束後，開始服用，1週3碗，到月經將至前一週（乳脹感出現），改為每天1碗，服至經期來即停服。

藥材
黃耆———5錢
黨參———2錢
甘草———1錢

食材
牛腩———300公克
紅蘿蔔———1條
鹽————適量
胡椒粉——適量

作法

1. 藥材洗淨，裝入藥包袋中備用。

2. 牛腩洗淨，切塊狀，川燙備用。

3. 紅蘿蔔洗淨去皮，切塊備用。

4. 將藥包袋放入電鍋內鍋中，加入5杯水，外鍋加水2杯，待水蒸熟後加入牛腩、鹽巴，蒸煮至開關跳起。

5. 再放入紅蘿蔔，外鍋再加1杯水，繼續蒸煮至電鍋跳起，加入適量胡椒粉調味即成。

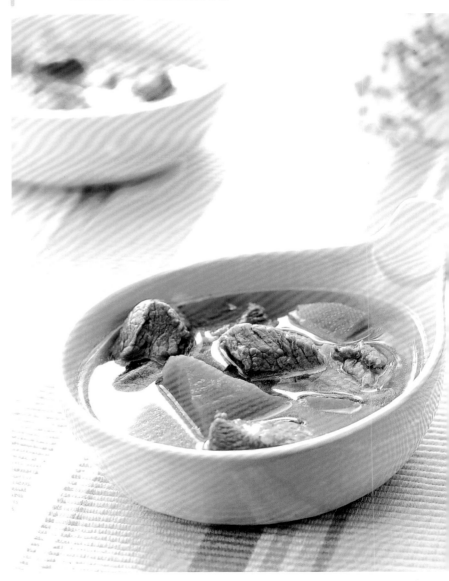

山藥干貝湯

適用	陰虛內熱型月經先期
功效	滋陰清熱調經

服法：月經結束後，開始服用，1週3碗，到月經將至前一週（乳脹感出現），改為每天1碗，服至經期來即停服。

藥材
生地────2錢
地骨皮───1錢
枸杞────2錢

食材
干貝（乾燥）3顆
山藥────200公克
高湯────1杯
鹽─────少許

作法

1. 藥材洗淨，裝入藥包袋中備用。

2. 干貝用熱水泡軟後，撕成細絲備用。

3. 山藥洗淨，削皮，切塊備用。

4. 將干貝及藥包袋放入鍋內，加入適量水及高湯，煮沸後再加入山藥，小火煮至山藥熟，最後加入適量鹽調味即成。

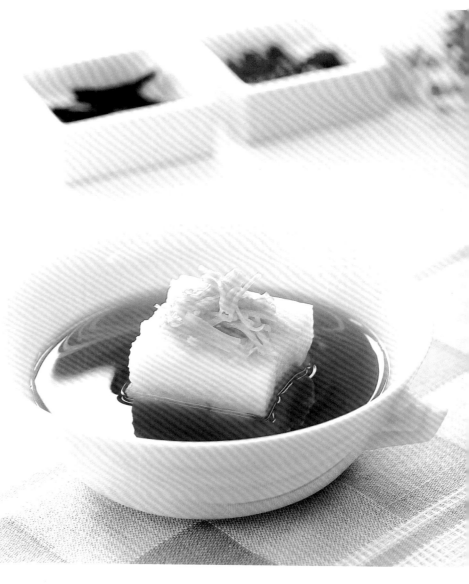

蓮藕小排湯

適用	血熱型月經先期
功效	清熱補血調經

服法：月經結束後，開始服用，1週3碗，到月經將至前一週（乳脹感出現），改為每天1碗，服至經期來即停服。

藥材
牡丹皮——1錢
梔子——1錢

食材
蓮藕——200公克
豬小排骨 300公克
鹽——少許
米酒——少許

作法

1. 藥材洗淨，裝入藥包袋中。

2. 排骨洗淨，川燙後備用。

3. 蓮藕洗淨，削皮，切片備用。

4. 將藥包袋放入電鍋內鍋中，加入6杯水，外鍋加1杯水，將水蒸熟後取出藥包，加入排骨、蓮藕，外鍋加水2杯，蒸煮至開關跳起。

5. 再加入米酒及鹽，外鍋加1杯熱水，繼續蒸煮至電鍋跳起即成。

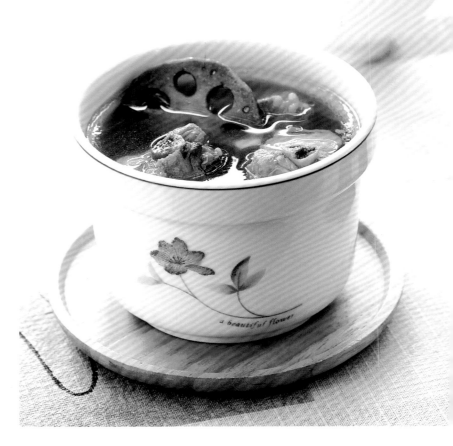

芹菜當歸粥

適用	肝鬱化熱型月經先期
功效	疏肝清熱調經

服法：月經結束後，開始服用，1週3碗，到月經將至前一週（乳脹感出現），改為每天1碗，服至經期來即停服。

藥材

柴胡⋯⋯⋯1錢
白芍⋯⋯⋯1錢
當歸⋯⋯⋯2錢

食材

芹菜⋯⋯⋯200克
白米⋯⋯⋯1杯
鹽⋯⋯⋯⋯適量
胡椒粉⋯⋯適量

作法

1. 藥材洗淨，裝入藥包袋中，放入小鍋內，加入2碗水，小火煎煮至1碗，取藥汁備用。

2. 芹菜去除老葉洗淨，切段備用。

3. 白米洗淨，放入電鍋內鍋中，加5杯水，外鍋加2杯水，蒸煮成白粥。

4. 起鍋前，加入藥汁及芹菜、鹽、胡椒粉，調勻即可。

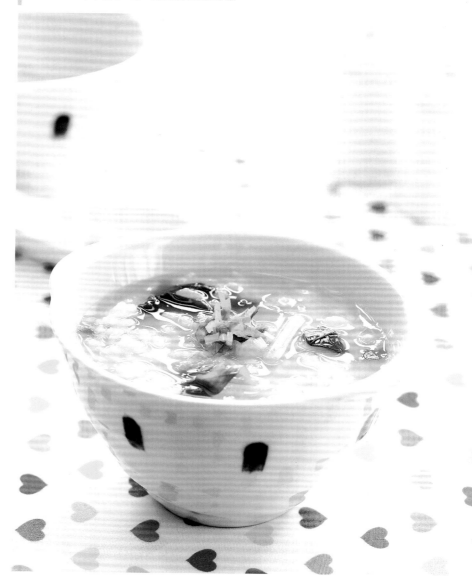

月經後期

（經期延後）

廖醫師診療室 Q&A

Q：廖醫師，我最近這半年月經都很不規律，週期幾乎都是50~60天，這次拖得最久，已經2個月都沒有來報到了。

A：月經量和以前比起來有差別嗎？

Q：月經量愈來愈少，我本來準備懷孕，經期一亂也無法正確算出排卵期，經期延後加上經量稀少，我擔心月經最後完全不來，導致不孕。

A：所以要儘快找出原因，並且配合治療，加上體質調理，以免影響日後受孕。

什麼是月經後期

月經後期也稱為「經行錯後」、「經行後期」、「經遲」。如果僅延期3~5天，也沒有其他不適的症狀，或偶爾一次經期間隔較長，下次仍如期來潮，則不屬病態。但若原本規律的月經週期延後7天以上，甚至延後2~3個月，並且連續出現3個週期以上，就屬病態，必須尋求醫師診治。

如果是因為經期落後，而突然感到腹部出現撕裂如刀割般劇痛，同時又有陰道出血、面色蒼白、昏厥等情況發生，這有可能是「子宮外孕」，也就是受精卵著床在子宮以外的地方，包括輸卵管（佔多數）、卵巢、腹腔等處。子宮外孕是一種急症，須及時送醫處置。

月經後期常見原因

▌器質性病變

腦下垂體或卵巢機能異常、泌乳激素過高、甲狀腺異常、腎上腺異常等病變，導致沒有排卵，月經自然延後來，即使月經來了，經量也會很少，與正常的月經流量不同。

▌非器質性病變

生活緊張、工作壓力大、情緒焦慮、吃藥（消炎藥、抗生素）、吸菸、熬夜、過度減重、太激烈運動等因素，都可能影響荷爾蒙失衡，使得月經失調，卵巢不排卵，月經延後。

月經後期與懷孕的關係

　　月經後期常與月經量少的症狀共存，尤其是沒有排卵性的月經後期，可能會發展為閉經導致不孕，千萬不可輕忽，要儘早接受治療。

　　至於，非器質性病變的月經後期，要找出誘發因素，壓力、情緒的調適、生活作息正常、戒煙、正確的減重等，有助於經期恢復正常。

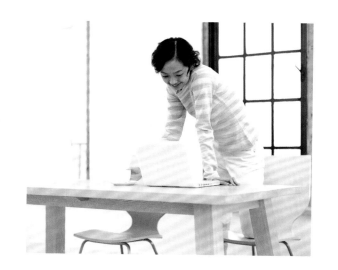

我 是什麼體質的月經後期？

☐ ♥經量少	☐ ★經量少	☐ ◎經量正常	☐ ♣經量多
☐ ♥經血色淡	☐ ★經血色暗紅	☐ ◎經血色暗紅	☐ ♣經血色紅
☐ ♥經血清稀無血塊	☐ ★挾有血塊	☐ ◎挾有血塊	☐ ♣經血黏稠有血塊
☐ ♥頭暈眼花	☐ ★小腹冷痛，熱敷按壓則較不痛	☐ ◎小腹脹痛，按壓疼痛加劇	☐ ♣白帶量多黏稠
☐ ♥面色蒼白或萎黃	☐ ★面色蒼白	☐ ◎經前會有乳脹的感覺	☐ ♣體型多肥胖
☐ ♥心悸	☐ ★怕冷	☐ ◎常偏頭痛	☐ ♣頭重昏沉
☐ ♥失眠	☐ ★四肢冰冷	☐ ◎肩頸僵硬	☐ ♣倦怠嗜睡
	☐ ★小便色淡量多	☐ ◎精神抑鬱、情緒不穩定	☐ ♣下肢腫脹
	☐ ★大便稀軟不成形		☐ ♣經期前和經期時，臉、四肢腫脹
	☐ ★腰痠，腿膝無力		

出現 ♥ 數量多者 ➡ 屬於血虛氣弱型月經後期 ➡ 藥膳調理　請參考 30 頁
出現 ★ 數量多者 ➡ 屬於血寒型月經後期 ➡ 藥膳調理　請參考 31 頁
出現 ◎ 數量多者 ➡ 屬於氣滯血瘀型月經後期 ➡ 藥膳調理　請參考 32 頁
出現 ♣ 數量多者 ➡ 屬於痰濕型月經後期 ➡ 藥膳調理　請參考 33 頁

黃耆香菇雞湯

適用	血虛氣弱型月經後期
功效	補血益氣調經

服法：❶月經結束後，即開始服用，1週2~3碗。
❷月經結束後第2週，則每天服用1碗，連服至月經來潮。
❸月經量若很少時，則繼續服用，每天2碗至月經結束。

藥材

黃耆	3錢
當歸	2錢
白芍	1錢
熟地	2錢

食材

烏骨雞腿	2隻
香菇	10朵
薑片	3片
米酒	適量
鹽	適量

作法

1. 藥材洗淨，裝入藥包袋中。

2. 雞腿洗淨切塊，川燙後備用。

3. 香菇洗淨，去蒂，泡軟後備用。

4. 將藥包袋、雞腿、香菇放入電鍋內鍋中，加6杯水，再倒入適量米酒；外鍋加2杯水，蒸煮至開關跳起。再加入鹽少許，調味後即成。

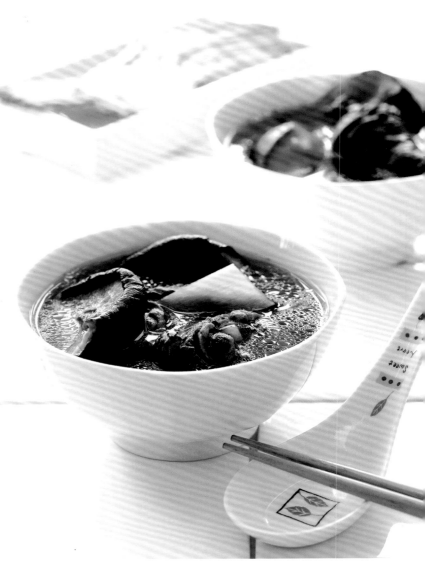

南瓜紅棗

適用	血寒型月經後期
功效	溫經散寒調經

服法：❶月經結束後，即開始服用，1週2~3碗。
❷月經結束後第2週，則每天服用1碗，連服至月經來潮。
❸月經期間，有經痛現象時，則繼續服用，每天2碗至月經結束。

藥材
紅棗————10粒

食材
南瓜————200公克
生薑————5片
紅糖————適量

作法

1. 南瓜洗淨，去皮，切成塊狀備用。

2. 紅棗洗淨，泡軟後備用。

3. 鍋內放適量水，放入南瓜、薑片、紅棗，小火煮至南瓜軟熟，再加入適量紅糖調味後即成。

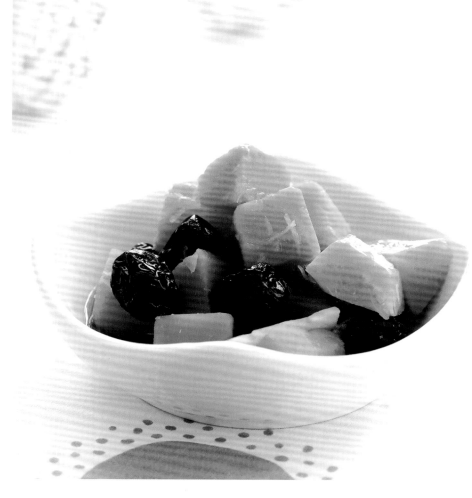

益母草煮雞蛋

適用	氣滯血瘀型月經後期
功效	活血散瘀、理氣調經，加雞蛋補益氣血

服法： ❶ 月經結束後1週，每週服用2~3個（1碗1顆蛋）。月經結束後2週，每天服用1個，連服至月經來潮。

❷ 若是出現經痛及經來量少不暢，可繼續服用至月經結束。

藥材

益母草——3錢
陳皮——2錢
當歸——2錢

食材

雞蛋——2個

作法

1. 藥材洗淨，裝入藥包袋中備用。

2. 雞蛋洗淨，備用。

3. 鍋中加入5碗水，放入藥包袋及雞蛋，小火燉煮至蛋熟即可。

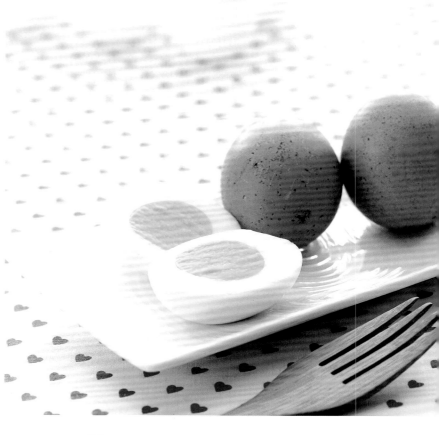

絲瓜茯苓湯

適用	痰濕型月經後期
功效	化痰除濕調經

服法：月經結束後1週，即開始服用，1週2~3碗，至月經結束後2週，則每天服用1碗，連服至月經來潮。

藥材
茯苓————2錢
玉米鬚——1錢

食材
絲瓜————1條
白蘿蔔——1/2條
高湯————1碗
鹽—————少許

作法

1. 藥材洗淨，裝入藥包袋中。放入小鍋內，加入1碗水，小火煎煮至1/2碗，取藥汁備用。

2. 絲瓜去皮去籽，洗淨切塊備用。

3. 白蘿蔔削皮洗淨，切塊備用。

4. 鍋中加適量水及高湯，煮沸後轉成小火，加入白蘿蔔先煮5分鐘後，再放入絲瓜、藥汁煮至熟。最後放入適量鹽調味即成。

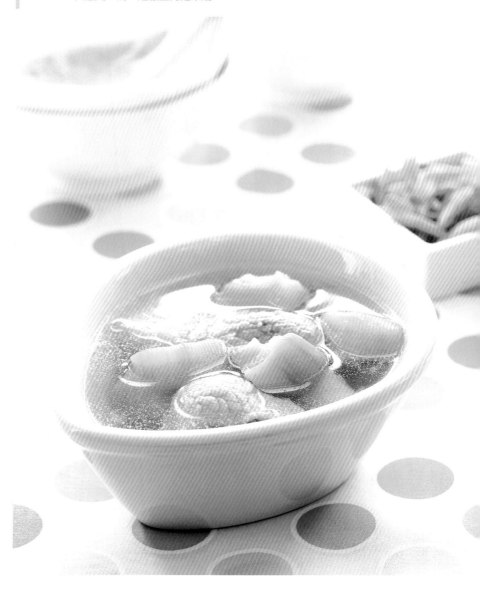

經量過多

廖醫師診療室 Q&A

Q：廖醫師，我的月經量來得很多，尤其剛來前2天，一個小時就要換一片衛生棉，否則會滲出來。月經量太多會不易受孕嗎？

A：妳常會頭暈嗎？

Q：是啊！上次去捐血，他們還不讓我捐，因為血色素偏低。

A：因為經血量過多容易造成貧血的問題；此外，由於血液是病菌滋生的溫床，陰道常常多量出血，比較容易引發陰道發炎。準備懷孕的妳，要先查出經量過多的原因，是否會影響受孕機率，儘早調理體質，千萬不可掉以輕心。

什麼是經量過多？

怎麼樣的月經量才算正常？一般來說，經血來的期間平均4~7天，經血量約80ml左右。量多集中在前2~3天，平均一天換6片衛生棉（平均2~3小時換1片）。

經量過多，一般定義是每次經期出血量超過80ml，以衛生棉用量來換算，前幾天量多時每一個小時衛生棉就滿溢，甚至要使用夜間加長型的棉墊，一天要換10片以上衛生棉，整個週期使用超過60片，則有經血過多的問題。此外，如果整個月經來潮時間長達10~14天，經血點滴淋漓不止，也屬經血過多的範疇。另外，如果除經血大量外，還有心慌、頭暈、冒冷汗、腹部疼痛等狀況，有可能是子宮外孕。

經量過多的常見原因

避孕不當

採用子宮內避孕器或長效針劑等避孕法，可能造成經期延長、經量明顯增多和經後淋漓出血等問題。另外，錯誤服用口服避孕藥，也會出現異常過多的經量。

感染

生殖器官發炎，如慢性子宮炎，往往會引起經量增多和經期延長。

子宮內膜異位症

子宮內膜異位症，常會伴隨各種月經失調、經期延長、經血過多、經前點滴出血、繼發性痛經等。

▌腫瘤

會分泌動情激素的腫瘤，像子宮頸癌、子宮肌瘤、子宮內膜瘜肉、子宮內膜癌等，也會引發大量經血。

▌凝血機能不良

血液的凝血系統發生異常，如缺乏凝血因子，會導致經量過多和出血時間長。

▌身體機能異常

甲狀腺機能異常及內分泌系統異常也會導致月經不規律，經量時多時少，經期不定，經前點滴出血等。

經量過多與懷孕的關係

經血過多不僅會為女性帶來身體的不適，干擾日常生活作息，影響情緒，陰道容易感染；經量過多也是生育年齡女性中貧血的第一大原因，嚴重貧血者還會對心臟造成威脅，並且全身免疫力變差，對疾病或緊急傷害的耐受程度也降低，千萬別輕忽。

有些人用電燒、雷射等方式將子宮內膜部分刮除，副作用都不少，對想懷孕的女性來說，受精卵著床的空間會少了許多，懷孕就不容易了。

我是什麼體質的經量過多？

☐ ♥ 經血色淡	☐ ★ 經血色鮮紅或深紅	☐ ◎ 經血色紫黑	☐ ♣ 經血色紅
☐ ♥ 經血清稀如水無血塊	☐ ★ 經血黏稠偶有小血塊	☐ ◎ 經血黏稠	☐ ♣ 經血清稀無血塊
☐ ♥ 小腹空墜感	☐ ★ 口乾舌燥	☐ ◎ 血塊多	☐ ♣ 小腹悶脹
☐ ♥ 面色蒼白	☐ ★ 心煩	☐ ◎ 小腹脹痛，按壓更痛	☐ ♣ 行經期腰痠痛
☐ ♥ 倦怠無力	☐ ★ 夜寐不安	☐ ◎ 血塊排出後則疼痛減輕	☐ ♣ 面部易生痘痘
☐ ♥ 頭暈	☐ ★ 小便色黃	☐ ◎ 經前有脹乳的感覺	☐ ♣ 頭脹熱痛
☐ ♥ 不喜說話	☐ ★ 大便乾結		☐ ♣ 大便稀軟
☐ ♥ 易喘			☐ ♣ 白帶量多
☐ ♥ 易流汗			

出現 ♥ 數量多者 ➡ 屬於氣虛型月經量過多 ➡ 藥膳調理　請參考 36 頁
出現 ★ 數量多者 ➡ 屬於血熱型月經量過多 ➡ 藥膳調理　請參考 37 頁
出現 ◎ 數量多者 ➡ 屬於血瘀型月經量過多 ➡ 藥膳調理　請參考 38 頁
出現 ♣ 數量多者 ➡ 屬於虛火上炎型月經量過多 ➡ 藥膳調理　請參考 39 頁

鱔魚參湯

適用	氣虛型月經量過多
功效	補氣固攝血，加上鱔魚補五臟、療虛勞

服法： ❶ 經前 1 週，即開始服用，每天 1 碗，至月經結束。
❷ 月經期間經量仍過多，可每天服用 2 碗，至月經結束。

藥材
石柱參——3錢
黃耆——5錢
升麻——1錢

食材
鱔魚——1條
米酒——適量
生薑——3片
蔥段——適量
鹽——適量
高湯——2杯

作法

1. 藥材洗淨，裝入藥包袋中備用。

2. 鱔魚洗淨、切段，川燙後備用。

3. 電鍋內鍋加入 4 杯水及 2 杯高湯，外鍋加 1 杯水，水煮熱後放入鱔魚、藥包袋，外鍋再加水 2 杯，蒸煮至開關跳起，再放入薑片、米酒、蔥段，外鍋再加 1 杯熱水，蒸煮至開關跳起，加入適量鹽調味即成。

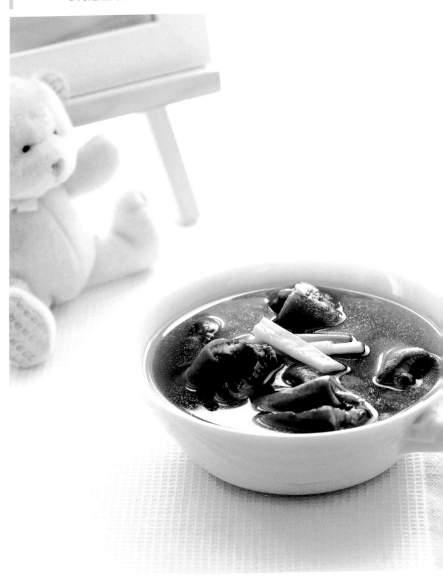

苦瓜蓮藕湯

適用	血熱型月經量過多
功效	清熱涼血、止血調經

服法：月經來前 1 週，即開始服用，每天 1 碗，連服至月經結束。

藥材
茜草────1錢
蒲黃────1錢
枸杞────3錢

食材
苦瓜────1/2條
蓮藕────200公克
鹽────適量

作法

1. 藥材洗淨，裝入藥包袋中（枸杞除外），加入 1 碗沸水，悶泡 15 分鐘，過濾藥汁備用。

2. 苦瓜洗淨，去籽及白膜，切片備用。

3. 蓮藕洗淨，去皮切片備用。

4. 鍋內加入適量水，再放入苦瓜及蓮藕，小火燉煮熟後，再倒入藥汁、鹽巴及枸杞，略煮片刻即成。

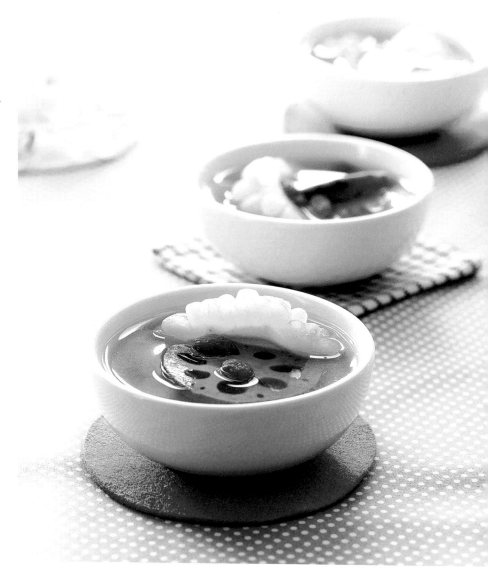

皮蛋香菇粥

適用	血瘀型月經量過多
功效	活血行滯、化瘀止血調經

服法：❶ 月經來前 1 週，即開始服用，每天 1 碗，連服至月經結束。
　　　❷ 經期若經量仍過多，可每天服用 2 碗，服至經淨。

藥材

三七粉——5克
白芨——15克
（請中藥行
研磨成粉末）

食材

白米——2杯
皮蛋——1個
香菇——5朵
鹽——適量
胡椒粉——適量
蔥花——適量

作法

1. 香菇洗淨，去蒂，泡軟後備用。

2. 皮蛋放入滾水中略煮（使蛋黃較凝固），剝殼，切丁備用。

3. 白米洗淨，放入電鍋內鍋中，內鍋加6杯水、香菇及湯汁，外鍋加2杯水，熬成白粥。

4. 再放入藥粉末，攪拌均勻，最後放入皮蛋丁、調味料，撒上蔥花即可。

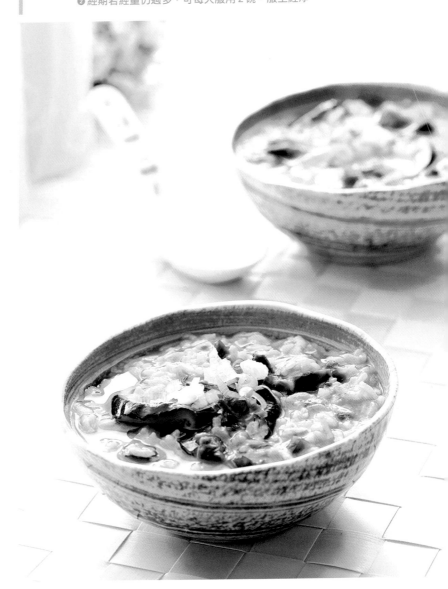

絲瓜參鬚湯

適用	虛火上炎型月經量過多
功效	清虛熱涼血調經，加上絲瓜清熱涼血、豬肉滋陰補虛潤燥。

服法：月經來前1週，即開始服用，每天1碗，連服至月經結束。

藥材

人參鬚——2錢
槐花——1錢
麥冬——2錢

食材

瘦豬肉——200公克
絲瓜——1條
鹽——適量

作法

1. 藥材洗淨，裝入藥包袋中，放入小鍋內，加2碗水，小火煎煮成1碗，取藥汁備用。

2. 絲瓜削皮、去籽，洗淨後切小塊備用。

3. 豬肉洗淨，切片備用。

4. 鍋內加水適量，煮滾後先放入絲瓜，略滾片刻，再放入豬肉片及藥汁，煮至肉熟，最後加鹽調味即成。

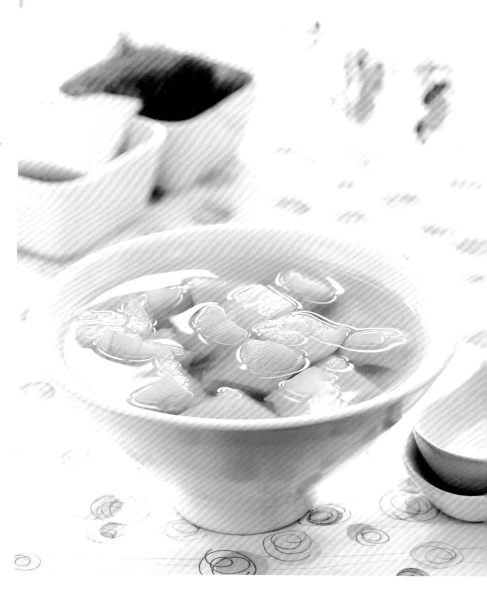

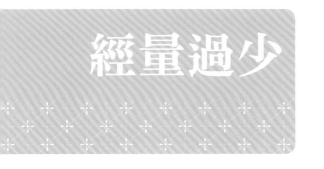

經量過少

什麼是經量過少

一般來說，正常的經血集中在前2~3天，量多時平均一天換5~6片衛生棉（平均2~3小時換1片），之後經量減少，使用衛生護墊即可。如果經血量稍多的前2天，一天平均換2片衛生棉即可，或是整個月經期間只用護墊就可；甚至整個行經期間縮短，只來1~2天即結束，則稱「經量過少」。

經量多寡應和自己相比。如果近半年月經量突然明顯減少許多，近期內也未服用任何藥物或裝避孕器，最好就醫診治。

經量過少的常見原因

▌子宮內膜受傷

常見原因為：（1）骨盆腔發炎，造成沾黏；（2）子宮擴刮手術，這個手術常用在早期流產；（3）長期使用避孕器沒有更換者，這些都會造成子宮內膜受傷，當沒有足夠內膜可以接受刺激時，經量就會減少。

▌卵巢問題

卵巢本身退化，或卵巢受到身體其他方面影響使得荷爾蒙分泌不正常，都會造成經量減少。

▌藥物

有些止痛藥、免疫抑制劑、類固醇等，都會影響子宮及卵巢機能，導致經量變少。此外，服用口服避孕藥，也會造成經期短且經量減少。

▌其他

　　急劇體重變化或劇烈運動，壓力及厭食症、營養不良、甲狀腺機能亢進、慢性疾病、內分泌失調、肥胖、男性荷爾蒙過高等全身性的狀況，也會造成月經量減少。

經量過少與懷孕的關係

　　對想要懷孕的女性而言，如果經量減少是因子宮內膜受傷或沾黏，著床空間減少，懷孕當然不易。如果是因卵巢機能本身退化或受其他因素影響而無法正常排卵，也不易達到受孕目的。

　　必須特別注意的是，若因子宮內膜過薄、內分泌失調等因素而使得月經量逐漸變少，通常是閉經的重要先兆，如果沒有獲得適當診治，一段時間後就會停經，對懷孕會有很大的影響，千萬不要輕忽。

我是什麼體質的經量過少？

☐ ♥ 經血色淡	☐ ★ 經血色淡	☐ ◎ 經血色紫黑或暗紅	☐ ♣ 經血色紅
☐ ♥ 經血清稀無血塊	☐ ★ 經血清稀無血塊	☐ ◎ 經血黏稠	☐ ♣ 經血黏稠
☐ ♥ 小腹空墜感	☐ ★ 經期腰痛明顯，按壓則較不痛	☐ ◎ 有明顯血塊	☐ ♣ 偶有血塊
☐ ♥ 面色萎黃	☐ ★ 面色蒼白無血色	☐ ◎ 經來小腹疼痛，按壓則更痛	☐ ♣ 白帶量多黏稠
☐ ♥ 頭暈眼花	☐ ★ 頭昏耳鳴	☐ ◎ 血塊排出後疼痛減輕	☐ ♣ 體型肥胖
☐ ♥ 心悸	☐ ★ 腰膝痠痛	☐ ◎ 面色暗沉	☐ ♣ 胸悶
☐ ♥ 失眠	☐ ★ 性慾減退	☐ ◎ 全身筋骨脹痛	☐ ♣ 下肢腫脹
☐ ♥ 倦怠無力	☐ ★ 精神萎靡不濟	☐ ◎ 下肢靜脈曲張	☐ ♣ 經期前和行經期，臉和四肢會腫脹
	☐ ★ 易掉髮	☐ ◎ 皮膚易瘀青	

出現 ♥ 數量多者 ➡ 屬於血虛氣弱型經量過少 ➡ 藥膳調理　請參考 42 頁
出現 ★ 數量多者 ➡ 屬於腎虛型經量過少 ➡ 藥膳調理　請參考 43 頁
出現 ◎ 數量多者 ➡ 屬於血瘀型經量過少 ➡ 藥膳調理　請參考 44 頁
出現 ♣ 數量多者 ➡ 屬於痰濕型經量過少 ➡ 藥膳調理　請參考 45 頁

何首烏豬肝湯

服法：月經來前2週，即開始服用，每天1碗，連服至月經來潮。

適用	血虛氣弱型經量過少
功效	補血養精調經

藥材
何首烏——2錢
當歸——3錢
紅棗——5顆

食材
豬肝——200公克
生薑——5片
鹽——少許
胡麻油——少許

作法

1. 藥材洗淨，何首烏、當歸裝入藥包袋中。

2. 豬肝洗淨切片，生薑片切絲，備用。

3. 鍋中加入5碗水，放入藥包袋及紅棗，小火煎煮10分鐘後，再放入豬肝、薑絲，煮至豬肝熟。最後放入鹽及胡麻油調味即成。

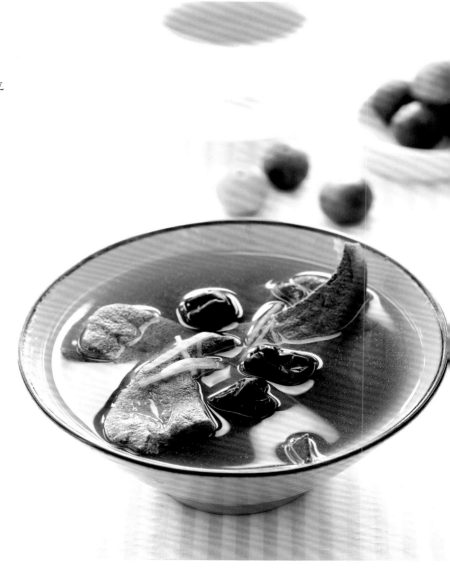

蒸草蝦

適用	腎虛型經量過少
功效	補腎養肝、強腰調經

藥材
熟地────2錢
杜仲────2錢
牛膝────1錢

食材
大草蝦────6尾
蔥────1隻
大蒜────適量
鹽────適量

作法

1. 蔥、大蒜切碎備用。

2. 藥材洗淨，裝入藥包袋中，放入小鍋裡，加2碗水，用小火煎煮至1/2碗，過濾藥汁備用。

3. 草蝦洗淨，用剪刀從蝦背剪開，去泥腸，放置在蒸盤上，塗抹少許鹽巴，並加入藥汁。

4. 電鍋內先加入1杯水，按下開關待蒸氣冒出，將蒸盤放入電鍋內，蒸至開關跳起。

5. 取出蒸盤，將蔥末及蒜末放在蝦子上，即可食用。

服法：月經來前2週，即開始服用，每天3尾草蝦，連服至月經來潮。

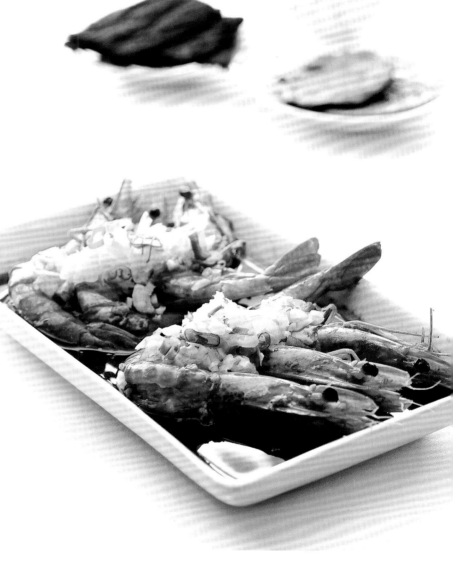

蟹肉豆腐湯

適用	血瘀型經量過少
功效	活血行瘀調經

服法：❶ 月經來前 1 週，即開始服用，每天 1 碗，連續服用至月經來潮。
❷ 月經期間若是經量仍少、色暗黑，則繼續服用，每天 2 碗，至月經乾淨。

藥材
當歸尾——2錢
桃仁——1錢
赤芍——1錢

食材
蟹腿肉——100公克
豆腐（火鍋用）
——1塊
海鮮湯塊
——1塊
太白粉——適量
米酒——適量
鹽——適量

作法

1. 藥材洗淨，裝入藥包袋中，放入小鍋裡，加水2杯，小火煮成1杯，取藥汁備用。

2. 豆腐切塊備用。

3. 鍋內加適量水，煮滾後放入海鮮湯塊煮溶，再加入藥汁、米酒、豆腐，小火煮滾片刻後，放入蟹腿肉，煮至熟。加鹽調味，最後下太白粉水勾芡，攪勻即成。

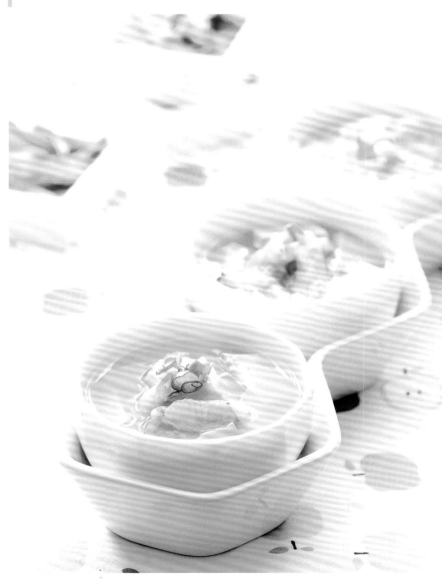

鯉魚味噌湯

適用	痰濕型經量過少
功效	祛濕化瘀調經

服法：❶ 月經來前 2 週，即開始服用，每天 1 碗，連服至月經來潮。
❷ 月經期間若是經量仍少，則繼續服用至月經乾淨。

藥材

半夏	2錢
陳皮	2錢
山楂	2錢

食材

鯉魚	2條
味噌	1包
豆腐	3塊
蔥花	適量

作法

1. 藥材洗淨，裝入藥包袋中備用。

2. 鯉魚去鰓、鱗、內臟，洗淨切塊備用。

3. 豆腐洗淨，切成小塊狀備用。

4. 鍋內加入5碗水，放入藥包袋，小火煎煮10分鐘後，撈取出藥包袋。鍋內再放入味噌，攪拌均勻。

5. 放入鯉魚燉煮至熟，再放入豆腐塊煮約3分鐘，最後撒上蔥花即可。

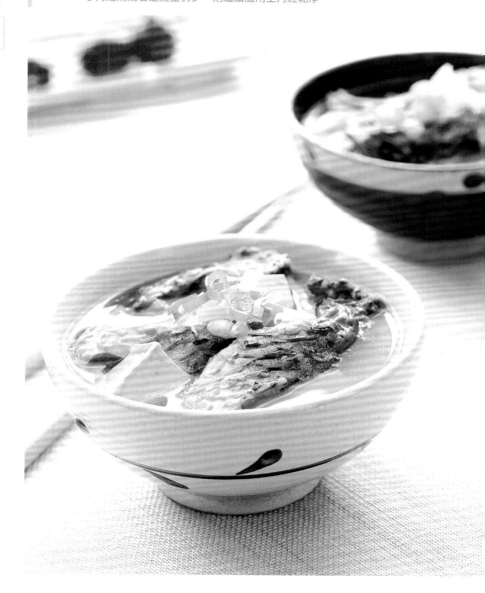

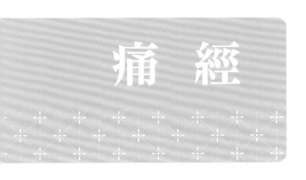

痛 經

廖醫師診療室Q&A

Q：廖醫師，我每次月經來肚子就很痛，而且是痛到臉色發白，冒冷汗，整個人蜷縮著挺不直腰，為了繼續上班，只好吃止痛藥，可是以前吃1顆就可以撐一天，現在卻吃到3顆還是很痛，怎麼辦？聽說懷孕後痛經情況會改善，真的嗎？

A：建議妳要去婦產科做詳細檢查，不要只是吃止痛藥治標，找出導致經痛的原發病因，再配合中藥調理體質，加上調整日常飲食，瑜珈運動等方式，就可以擺脫痛經困擾。

什麼是痛經

痛經是指隨著月經週期反覆發作的小腹疼痛，並且伴隨身體其他不適症狀，已影響到生活和工作；一般多發生在月經來潮前1~2天或行經第一天，也有延至2~3天或是月經乾淨後才不痛。

疼痛多呈現陣發性絞痛或持續性隱隱悶痛，有時疼痛放射到會陰、肛門，或是腰背部及大腿，感到腰背酸痛及整個骨盆腔下墜感，並出現面色蒼白、手足冰冷、冷汗淋漓、噁心嘔吐，甚至暈厥等症狀。

■ 痛經可分成原發性及續發性兩種

原發性痛經：常見於18~24歲女性，尤其是以未婚和未生育過的女性。症狀是下腹痙攣性疼痛或陣痛，最劇烈的疼痛常發生在經期第一天，疼痛很少超過兩、三天，往往在月經初潮後不久即出現，以後逐漸加重，但是在結婚生育後常會減輕甚至痊癒。

續發性痛經：通常發生在初經後好幾年，可發生於各種年齡的育齡女性，一般多見於30歲以後。它是一種充血性的疼痛，感覺直腸被壓迫、腹部下墜，且伴隨腰薦椎、背後疼痛而延伸到大腿。除了經期疼痛外，疼痛也可能發生在月經來前一週並持續至月經結束以後數天，也可能在性交時疼痛，或解便、排尿時疼痛。

痛經的常見原因

▌ 原發性痛經（又稱功能性痛經）

　　是指骨盆腔內的生殖系統沒有明顯病變、沒有器質性原因所引起的痛經。通常發生於有排卵的周期，月經周期多數規律，經血量也正常。

　　原發性痛經是一種找不出任何原因的經痛，可能與子宮頸狹窄、子宮位置過度後屈等因素有關，此外，緊張、情緒不穩定、生活作息紊亂、月經期間劇烈活動、工作繁重、過度勞動、受寒或過食冰冷寒涼之物、體質虛弱等因素，造成疼痛的耐受力下降，也易引起經痛加劇。

▌ 續發性痛經

　　是指骨盆腔內的生殖系統有可見的病變、有病理疾病所造成的痛經。無論有無排卵的週期皆可能發生，這種痛較持續，且會越來越痛。

　　主要病因為子宮腫瘤、子宮內膜異位、骨盆腔炎症、子宮腺肌症、子宮瘜肉，或是裝有子宮內避孕器，造成子宮頸阻塞，使得子宮肌肉張力升高及妨礙經血排出，引起的疼痛。

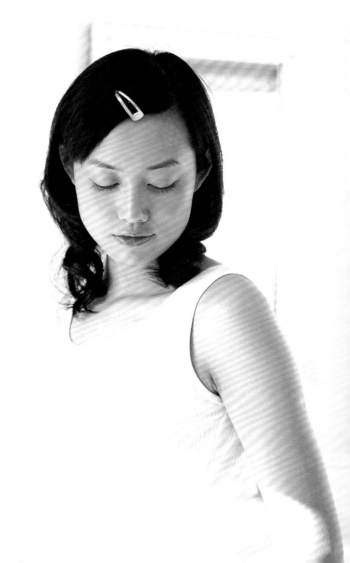

痛經與懷孕的關係

有一說法：「生產過後痛經便會不藥而癒」，確實部分原發性陣痛的女性，是因為子宮頸狹窄，經血外流不順而導致痛經，生產後子宮頸變鬆弛，經血通行順暢，痛經自然不藥而癒。

對於生殖器官存在著某些病變，而引起繼發性痛經的人，並不會因生產而改善，反而因為存在著這些婦科疾病，導致不易受孕。因此，繼發性痛經必須查出病變，進行針對性治療，當病因除去，痛經自然消失。

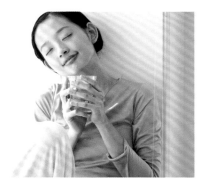

我是什麼體質的痛經？

□ ♥經前或經期小腹脹痛，按壓時更痛	□ ★經前或經期小腹冷痛	□ ◎經前或月經乾淨後小腹綿綿作痛	□ ♣經前或經期小腹脹痛
□ ♥血塊排出後則較不痛	□ ★熱敷後痛緩	□ ◎按壓小腹疼痛減緩	□ ♣熱敷、按壓後疼痛反而加劇
□ ♥經血色紫黑	□ ★經血色暗淡	□ ◎經量少	□ ♣經量多
□ ♥挾有大量血塊	□ ★偶有血塊	□ ◎經血色淡	□ ♣經血色鮮紅
□ ♥經量少，淋漓不順暢	□ ★經量少	□ ◎經血清稀無血塊	□ ♣質黏稠偶有血塊
□ ♥經前會脹乳	□ ★怕冷	□ ◎經期腰痠痛	□ ♣帶下分泌物多、味腥臭、色黃綠，陰道常易感染
□ ♥面色暗沉	□ ★四肢冰冷	□ ◎面色蒼白	□ ♣平時小腹脹悶
□ ♥唇暗、指甲青紫	□ ★大便稀軟不成形，甚至成糞水	□ ◎精神倦怠	□ ♣易生濕疹、痤瘡
		□ ◎頭昏耳鳴	□ ♣頭重如裹毛巾
		□ ◎心悸	

出現 ♥ 數量多者 ➡ 屬於氣滯血瘀型痛經 ➡ 藥膳調理　請參考 49 頁
出現 ★ 數量多者 ➡ 屬於寒濕凝滯型痛經 ➡ 藥膳調理　請參考 50 頁
出現 ◎ 數量多者 ➡ 屬於肝腎虧損型痛經 ➡ 藥膳調理　請參考 51 頁
出現 ♣ 數量多者 ➡ 屬於濕熱蘊結型痛經 ➡ 藥膳調理　請參考 51 頁

紅糖糯米飯

適用	氣滯血瘀型痛經
功效	調氣活血、行瘀止痛

服法：月經前1週及經期每天服用1碗，平時1週服用2~3碗。

藥材
山楂………2錢
延胡索……1錢

食材
黑糯米……1杯
紅糖………適量

作法

1. 藥材洗淨，裝入藥包袋中，放入小鍋內，加入2碗水，小火煎煮成1碗，取藥汁備用。

2. 黑糯米洗淨，浸泡冷水4小時，備用。

3. 黑糯米放入電鍋，內鍋中加8杯水，外鍋加3杯水，蒸煮至開關跳起。

4. 再加入藥汁和紅糖，外鍋再加入1杯熱水，繼續蒸煮至開關跳起即可。

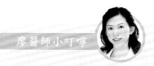
廖醫師小叮嚀

　　經期間的穿著宜寬大舒適，可減少腹部的壓迫感。也要保持充足睡眠及規律生活，不要熬夜，避免過度勞累及激烈運動。

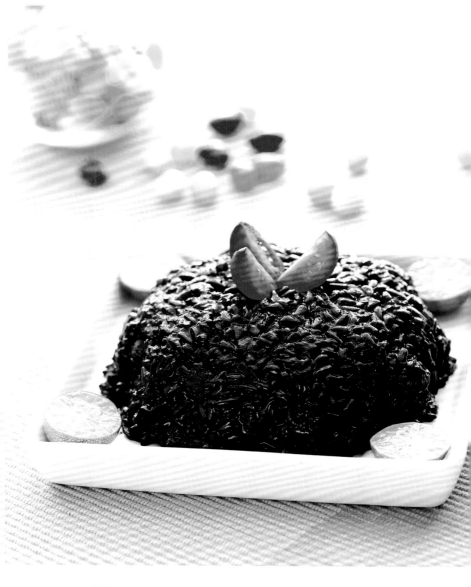

小茴香燉羊肉

服法：❶ 月經前 1 週即開始服用，每天 1 碗，至經期結束。
❷ 平時 1 週服用 2~3 碗。

適用	寒濕凝滯型痛經
功效	溫經散寒、化瘀止痛

藥材

小茴香……2 粒
陳皮………1 錢
桂枝………2 錢

食材

羊肉（帶骨）
………500 公克
生薑………5 片
米酒………適量
鹽…………適量

作法

1. 藥材洗淨，裝入藥包袋中。

2. 羊肉切塊洗淨，川燙去血水。

3. 將藥包袋放入電鍋內鍋中，加水 5 碗，外鍋加 3 杯水，按下開關，待水煮熱後放入羊肉、薑片及米酒。蒸煮至羊肉軟爛。

4. 外鍋再加入 1/2 杯熱水，將鹽巴加入內鍋中調勻，再蒸煮至開關跳起即可。

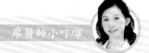

廖醫師小叮嚀

　　月經期間保持外陰部清潔衛生，不洗盆浴改用淋浴，禁止性行為，經痛時可用熱水袋敷下腹部，能讓肌肉放鬆，舒緩痛楚。

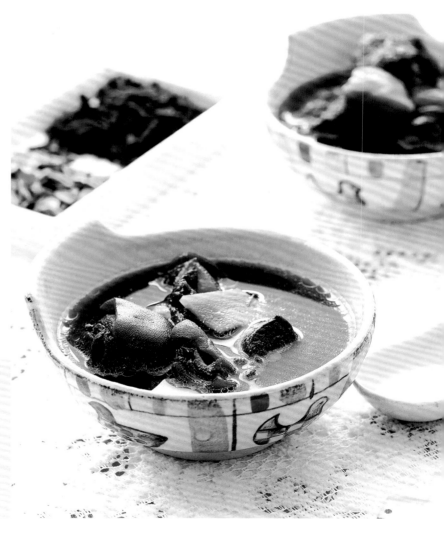

芝麻核桃糊

適用	肝腎虧損型痛經
功效	調補肝腎、溢精止痛

食材

黑豆————100克
黑芝麻————1大匙
核桃仁————30克

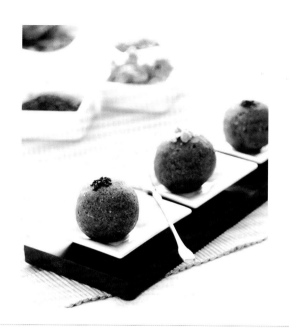

作法

1. 黑豆浸泡水中一個晚上。放入鍋中加水煮軟後備用。
2. 核桃仁洗淨，剁碎備用。
3. 將煮熟的黑豆、核桃仁及黑芝麻一起放入食物調理機，攪打均勻後即成。（圖為把核桃糊捏成小丸子，較為美觀）

服法： ❶ 月經前1週即開始服用，至經期結束，每天晨起1碗。
　　　　❷ 平時每週2~3碗即可。
　　　　❸ 月經期間若是仍有不適疼痛感，可將老薑磨成的薑汁，加入調理機一起攪打，加強止痛的功效。（提醒妳，薑汁的量視自己可以接受的程度，怕薑辣的人不要一次加太多。）

紅豆薏仁湯

適用	濕熱蘊結型痛經
功效	清熱除濕、調經止痛

食材

紅豆————100克
薏仁————100克
紅糖————適量

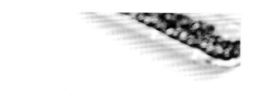

作法

1. 紅豆、薏仁洗淨，用冷水浸泡4小時備用。
2. 將紅豆、薏仁放入電鍋內鍋中，加入5碗水，外鍋加2杯水，蒸至開關跳起。
3. 加入紅糖，外鍋再加熱水1/2杯，繼續蒸至開關跳起即可。

服法： ❶ 月經前1週即開始服用，至經期結束，每天晨起1碗。
　　　　❷ 平時每週2~3碗即可。

廖醫師小叮嚀

　　經期避免吃生冷寒涼食物，像是冰品、西瓜、水梨、葡萄柚、奇異果等，可多喝些溫水、熱湯，以減輕下腹不適。

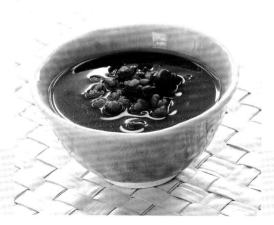

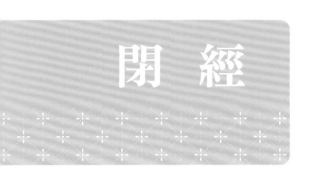

閉 經

廖醫師診療室Q&A

Q：醫生，我的月經已經四個月沒來了，之前的月經週期都還很規律，每個月都會定期來報到，是不是出了什麼問題？

A：有沒有懷孕的可能？

Q：沒有！我有用驗孕棒驗。最近剛好搬新家，整天忙裡忙外，好不容易安定下來，準備和老公好好「做人」，沒想到月經卻不來。

A：要先檢查是否合併器質性病變導致的閉經，還是純粹是功能性的原因，儘早查出病因，否則病程過長，卵巢功能逐漸萎縮，增加日後受孕的困難度。

什麼是閉經

暫時性或永久性的無月經，在醫學上叫做閉經。而懷孕期、哺乳期、更年期後的閉經，是因體內荷爾蒙產生變化，而無月經來潮，是一種正常的生理現象，稱為生理性閉經。

病理性的閉經，包括原發性閉經和繼發性閉經。一般年逾18歲，但仍無月經來潮，稱為原發性閉經；若是月經正常來潮，卻突然中斷3個月以上者，稱為繼發性閉經。

此外，因先天性處女膜閉鎖，陰道或子宮頸閉鎖或粘黏等，也會造成雖然有月經，但無法排出，稱為假性閉經。

閉經常見的原因

▌下視丘腦性閉經

這是最常見的一類閉經，以功能性原因為主，如緊張、焦慮、環境或生活作息的改變、營養缺乏（尤其是蛋白質、維生素）、運動過劇、嚴重貧血、體重突然下降、口服避孕藥等。

▌腦下垂體性閉經

先天性腦下垂體發育不全，腦下垂體腫瘤，腦下垂體功能衰退（因產後大出血伴隨休克，使得腦下垂體缺血壞死）等皆屬於腦下垂體閉經。

▌卵巢性閉經

卵巢先天性發育異常，卵巢早衰（40歲以前停經），手術切除雙側卵巢或放射治療損傷，卵巢腫瘤，多囊性卵巢綜合症等。

▌子宮性閉經

先天性無子宮，先天子宮發育缺陷，子宮內膜炎，多次人工流產損傷子宮內膜，子宮切除，子宮經放射治療等。

▌其他內分泌性閉經

腎上腺皮質腫瘤，腎上腺皮質功能亢進或減退，甲狀腺功能低下或亢進，糖尿病等也會引起閉經。

閉經與懷孕的關係

如果你是下視丘腦性閉經，由於沒有合併器質性病變，所以若是將上述功能性原因去除，通常是可以正常懷孕的。

但是當經量減少或一開始閉經時，就應該及時治療，否則病程過長，卵巢會逐漸萎縮，增加治療與日後受孕的難度。這類原因的閉經，可以藉由體質調理改善。

因為腦下垂體、卵巢、子宮等先天性或器質性病變導致的閉經，或是其他內分泌系統失調引起的閉經，會造成不孕。

我是什麼體質的閉經?

☐ ♥面色蒼白或萎黃	☐ ★小腹疼痛，按壓時更痛	☐ ◎燥熱盜汗	☐ ♣體型肥胖
☐ ♥頭暈眼花，站立不穩	☐ ★面色暗紫	☐ ◎面潮紅	☐ ♣口中粘膩、多痰
☐ ♥心悸	☐ ★情緒不穩定、煩躁易怒	☐ ◎口乾舌燥	☐ ♣頭重昏沉，如裹濕毛巾在頭上
☐ ♥倦怠無力	☐ ★胸悶、乳房脹痛	☐ ◎有慢性消耗性疾病（如糖尿病、腎上腺或甲狀腺機能失調）	☐ ♣身腫瘀脹
	☐ ★偏頭痛		☐ ♣白帶分泌物量多黏稠，常反覆陰道感染

出現 ♥ 數量多者 ➡ 屬於氣血虛弱型閉經 ➡ 藥膳調理 請參考54頁
出現 ★ 數量多者 ➡ 屬於氣滯血瘀型閉經 ➡ 藥膳調理 請參考55頁
出現 ◎ 數量多者 ➡ 屬於陰虛血燥型閉經 ➡ 藥膳調理 請參考56頁
出現 ♣ 數量多者 ➡ 屬於痰濕阻滯型閉經 ➡ 藥膳調理 請參考57頁

黨參雞腿湯

適用	氣血虛弱型閉經
功效	益氣、補血、調經

服法：每天服用1次，一週連續服食5天後，休息2天，再繼續一次輪迴，服食至月經來潮。

藥材

黨參⋯⋯⋯2錢
炙甘草⋯⋯1錢
當歸⋯⋯⋯2錢
懷牛膝 (1次份量)
⋯⋯⋯⋯⋯1錢

食材

雞腿⋯⋯⋯1隻
生薑⋯⋯⋯3片
鹽⋯⋯⋯⋯少量

作法

1. 藥材洗淨，裝入藥包袋中，備用。

2. 雞腿洗淨，切塊，川燙後備用。

3. 將藥包袋、雞腿、生薑片放入鍋內，加入3碗水，置於電鍋內，外鍋加2杯水，蒸煮至開關跳起，加適量鹽調味即成。

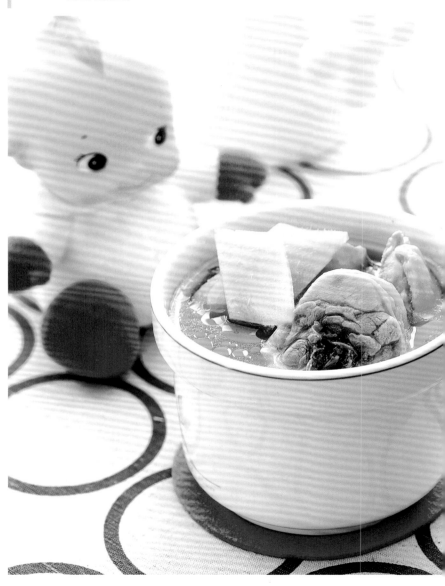

九層塔煎蛋

適用	氣滯血瘀型閉經
功效	活血祛瘀、理氣通經

服法：每隔一天服用1次，服食至月經來潮。

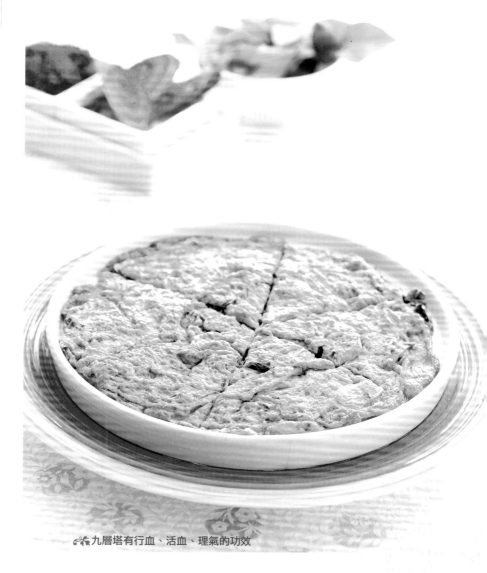

藥材
雞血藤——2錢
香附————1錢
紅花————1錢

食材
九層塔——80克
雞蛋————2個
鹽—————適量

作法

1. 藥材洗淨，裝入藥包袋中，放入小鍋內，加1碗水，以小火煎煮至半碗，過濾藥汁備用。

2. 九層塔洗淨，切成小段。

3. 雞蛋打入碗中，用筷子攪打，倒入藥汁、九層塔及少量鹽，攪拌均勻備用。

4. 鍋內倒入油，熱鍋後，將備用3倒入鍋中，煎煮至蛋嫩熟即可。

九層塔有行血、活血、理氣的功效

麥冬干貝粥

適用	陰虛血燥型閉經
功效	養陰、清熱、調經

服法：每天服用1次，連續服食5天後，休息2天，再繼續一次輪迴，服食至月經來潮。

藥材

麥冬⋯⋯⋯2錢
生地⋯⋯⋯1錢
益母草⋯⋯1錢

食材

乾干貝⋯⋯4個
糙米⋯⋯⋯1杯
高湯⋯⋯⋯1罐

作法

1. 藥材洗淨，裝入藥包袋中，放入小鍋內，加入2碗水，小火煎煮成1碗，取藥汁備用。

2. 乾干貝用熱水泡軟，撕成細絲。

3. 糙米洗淨後，加入高湯、藥汁，再加入3杯水，置入電鍋內，外鍋加1杯水，蒸成粥即可食用。

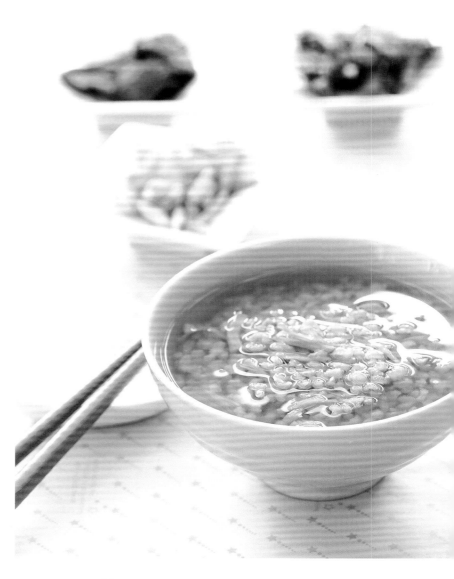

茯苓蒸鱈魚

適用	痰濕阻滯型閉經
功效	化痰、祛濕、調經

服法：每隔一天服用1次，服用至月經來潮。

藥材

茯苓────2錢
陳皮────1錢
丹參────1錢

食材

鱈魚────1片
薑絲────少許
蔥花────少許
米酒────少許
鹽─────少許

作法

1. 藥材洗淨，裝入藥包袋中，放入小鍋內，加1碗水，以小火煎煮至半碗，過濾藥汁備用。

2. 鱈魚洗淨，塗抹上少許鹽，置於盤上，加入薑絲，淋上米酒、藥汁。

3. 放入電鍋內，外鍋加入1杯水，蒸熟後再淋上蔥花即可。

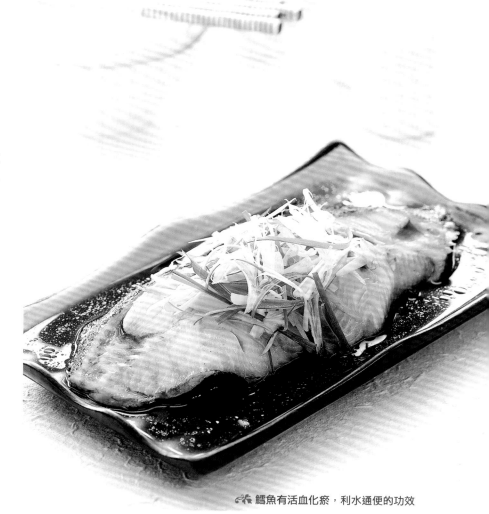

🍶 鱈魚有活血化瘀，利水通便的功效

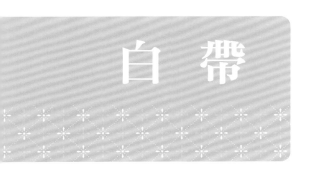

白 帶

Q：廖醫師，我白帶分泌物好多，本來以為是排卵期所以量才變多，可是後來發現分泌物黃綠黏稠像鼻涕般，而且味道很腥臭，所以我自行去藥房買了陰道栓劑來塞，害我這個月的「做人」計畫又泡湯了。

A：造成白帶的原因很多，不要自行買藥來塞，尤其妳有準備懷孕，若是子宮頸糜爛而形成的黏稠膿性分泌物，並不利於精子通過，可能造成不孕，所以孕前要先把白帶問題調理好。

什麼是白帶

女性的陰道分泌物，是由生殖器官各部位分泌出來的黏液及滲出物混合而成，有滋潤陰唇皮膚及陰道作用，統稱為白帶；一般在經期前後及排卵期，白帶量會略多，屬於生理性白帶，呈現無色、無異味的分泌物。正常生理性白帶的狀態有：

排卵期：白帶特別多，呈透明水狀，像蛋清一樣。

月經前：白帶會變白、變濃稠，甚至有些偏黃。

月經後：白帶又轉成較透明狀態。

若是白帶量過多，分泌物呈現黃色，質黏稠如膿涕，或是像豆腐渣樣或乳凝塊狀，伴有腥臭味，有時會混有少許血液，並且伴隨著有腰腹酸痛等症狀，則屬病理性白帶。

白帶常見的發生原因

▌細菌性陰道炎

可經由性行為傳染，分泌物呈均勻灰白色，有魚腥味，性行為後味道特別重。

▌披衣菌感染

分泌物稍微增多，有時夾雜有不正常出血症狀，下腹部疼痛、排尿時疼痛、及排尿不適感，是由性行為感染。

▌淋菌感染性陰道炎

白帶呈黃膿樣，大多無味道。常會伴

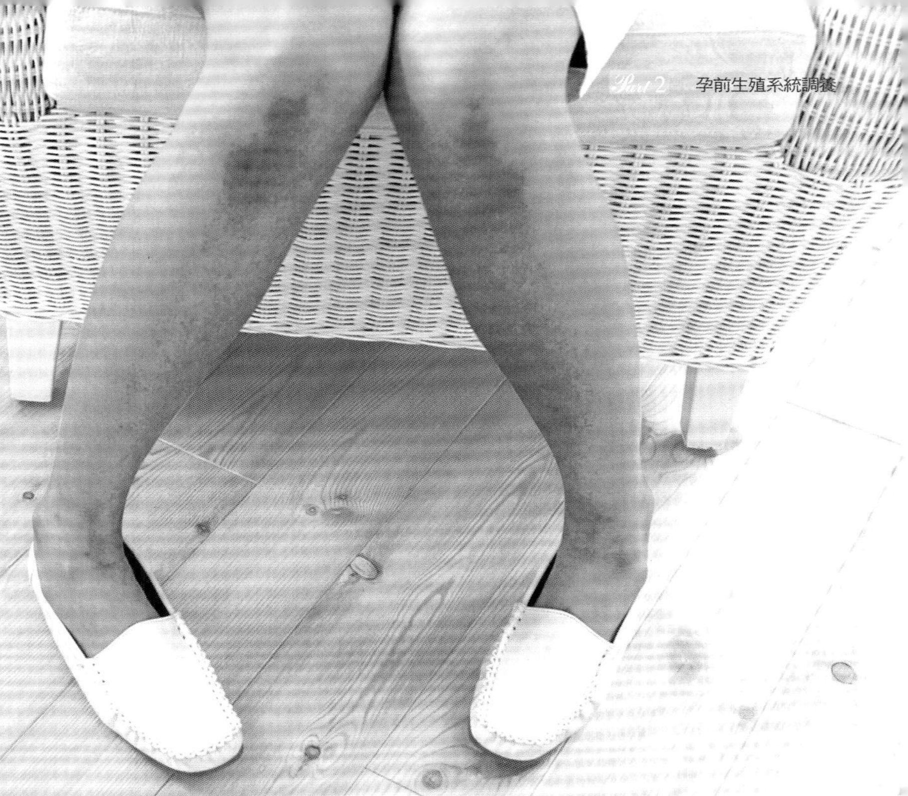

隨下腹及腰部墜痛
及排尿疼痛等症狀，
性行為時易出血。

　　感染淋病會引起泌
尿生殖道化膿性炎症，主
要發生在尿道和子宮頸粘
膜，成人淋病主要是因性
接觸傳染。

▌ 念珠菌感染性陰道炎

　　分泌物呈黃色或白色、
質粘稠，像豆腐渣樣或乳凝塊
狀，會感覺瘙癢、灼熱感及小
便疼痛、性交疼痛，外陰部周圍
常發紅、水腫或有丘疹狀水皰，嚴
重時會潰瘍、糜爛。

　　糖尿病患者、使用抗生素、懷孕，吃
避孕藥或類固醇、衣服太緊、肥胖、天氣太
熱、免疫力降低，都容易造成念珠菌感染。

▌ 陰道滴蟲感染性陰道炎

　　白帶呈黃色，有泡沫，或呈灰白色、
如米泔水樣，有腥臭味，有時會混有少許
血液或膿液。外陰部會癢、發紅，並有性
交時疼痛、尿痛、頻尿等症狀。

　　滴蟲性陰道炎大多是經性行為傳染，

或透過不潔的浴池、浴具、游泳池或未徹底消毒的醫療器械等途徑間接傳播。

■ 腫瘤

出現水樣白帶，綿綿不斷，白帶中帶血或性接觸時出血，要留意腫瘤可能性。

大都有重度子宮頸糜爛、子宮頸瘜肉、子宮頸癌、輸卵管癌等，應提高警覺。

白帶與懷孕的關係

俗話說「十女九帶」，說明了白帶是女性最常感到困擾的生理問題。

正常生理性白帶，是一種陰道分泌物，排卵時會增加量及黏稠度，有助於精子通過。口服避孕藥也會使陰道分泌物增加，這些都屬於正常且不必治療的，也不必刻意灌洗陰道、服抗生素，否則反而會破壞陰道原來生態，造成其他細菌、或黴菌的感染。

若是不知道自己感染了披衣菌或淋菌，而沒有治療，很容易引起子宮頸炎、子宮內膜炎、輸卵管炎，進而造成輸卵管阻塞，導致不孕或子宮外孕而流產。

我是什麼體質的白帶?

☐ ♥帶下色白，如唾液狀，無味，連綿不斷	☐ ★帶下色白，質清稀，無味，有清冷感，淋漓不斷	☐ ◎帶下色黃，質黏稠，味臭穢	☐ ♣帶下色黃綠如膿，或帶中夾血，或如豆腐渣，氣味腐臭
☐ ♥面色蒼白	☐ ★面色晦暗	☐ ◎陰部灼熱搔癢	☐ ♣陰部紅腫熱痛，搔癢，甚至潰瘍糜爛
☐ ♥神疲倦怠	☐ ★畏寒怕冷	☐ ◎口臭，口黏膩感	☐ ♣小腹脹痛
☐ ♥食慾差	☐ ★小腹及陰部冷感	☐ ◎排便不順暢，大便稀軟如爛泥	☐ ♣口苦咽乾
☐ ♥大便偏軟未成形	☐ ★腰背痠痛	☐ ◎小便少，色黃	☐ ♣煩躁易怒
☐ ♥面目浮腫	☐ ★大便水瀉		☐ ♣小便少，色深黃赤
☐ ♥下肢腫脹	☐ ★頻尿，小便色白清稀		

出現 ♥ 數量多者 ➡ 屬於脾溼型白帶 ➡ 藥膳調理 請參考61頁
出現 ★ 數量多者 ➡ 屬於腎虛型白帶 ➡ 藥膳調理 請參考61頁
出現 ◎ 數量多者 ➡ 屬於溼熱下注型白帶 ➡ 藥膳調理 請參考62頁
出現 ♣ 數量多者 ➡ 屬於溼毒熱蘊型白帶 ➡ 藥膳調理 請參考62頁

薏仁白果湯

適用	脾溼型白帶
功效	健脾利濕，收斂止帶

藥食材
白果仁──20粒
蓮子──20粒
芡實──3錢
薏仁──1杯

作法

1. 薏仁洗淨，浸泡約3小時，白果去殼洗淨，蓮子洗淨去心。
2. 上述材料加入6碗水，以小火熬煮至熟透（白果仁有小毒，因此要久煮），最後加入少許冰糖調味即可食用。

服法：症狀嚴重時，每天服用2碗；症狀平穩時，每天服用1碗。

廖醫師小叮嚀

　白帶引起搔癢不適時，可以用溫水浸泡下半身，如此可在短時間內減輕搔癢程度。

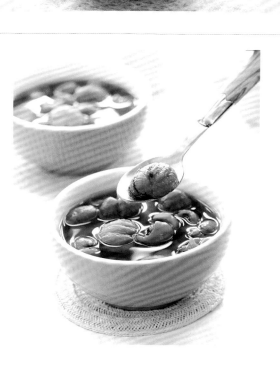

紅糖栗子湯

適用	腎虛型白帶
功效	溫腎暖宮，固澀止帶

藥食材
栗子──100公克
乾龍眼肉──20公克
老薑──3片
紅糖──適量

作法

1. 龍眼肉洗淨備用；栗子用熱水泡軟去皮備用。
2. 鍋中加水2000cc，加入龍眼肉、栗子、老薑，水煮開後轉成小火，繼續煮至栗子熟軟，最後加入紅糖調味即可食用。

服法：症狀嚴重時，每天服用2碗；症狀平穩時，每天服用1碗。

薏仁湯

適用	溼熱下注型白帶
功效	清熱利濕、止癢止帶

藥食材

黃柏———1錢
車前子——2錢
山梔———2錢
薏仁———1兩
冰糖———適量

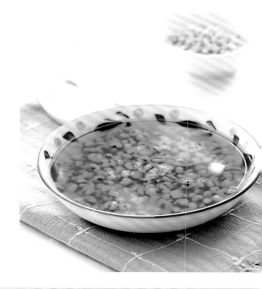

作法

1. 藥材洗淨，裝入藥包袋中，備用。
2. 薏仁洗淨，浸泡約3小時後備用。
3. 將藥包袋、薏仁放入鍋內，加入3碗水，置於電鍋內，外鍋加2杯水，蒸煮至開關跳起，加適量冰糖調味即成。

服法：症狀嚴重時，每天服用2碗；症狀平穩時，每天服用1碗。

蓮藕紅糖汁

適用	溼毒熱蘊型白帶
功效	清熱解毒、除溼止帶 此藥性偏寒涼，女性月經期間不宜服用。

藥食材

金銀花——2錢
蒲公英——2錢
蓮藕———200公克(1次份量)
紅糖———適量

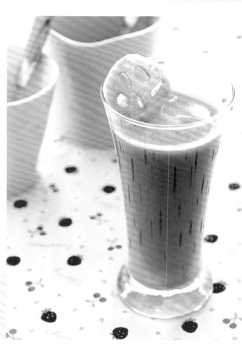

作法

1. 上述藥材洗淨，裝入藥包袋，放入小鍋中，加入2碗水，小火煎煮至1碗水，過濾藥袋，取汁備用。
2. 將蓮藕洗淨，去皮，切塊，放入果汁機中，加入少量水，攪打成汁。
3. 將藥汁和蓮藕汁混合，再放入紅糖，均勻攪拌後即可服用。

服法：症狀嚴重時，每天服用1次。

廖醫師小叮嚀

選擇材質吸汗、通風性強的貼身內褲，如廁後衛生紙宜由前往後擦，盡量保持陰部乾爽。

孕前心肺血管
系統調養

過敏性體質是可能遺傳的，一般致敏化的過程，在媽媽的子宮內就開始了，所以從孕前就必須調整體質，降低小孩過敏的機會。若有心血管疾病困擾的女性，必須先找出原因，在孕前先做調理，並養成運動的習慣，以強化自己的心肺功能、促進血液循環，以減少孕前的困擾。

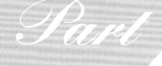

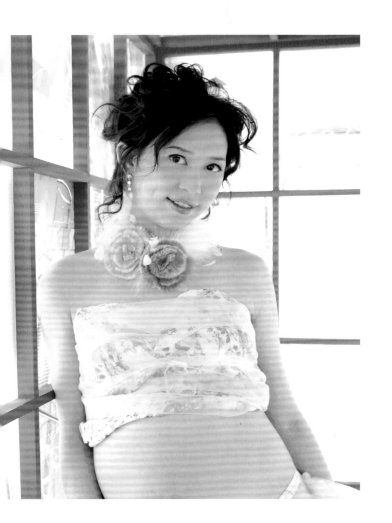

改善體質,減少過敏發作

過敏體質與懷孕的關係

懷孕時,不論孕前是否是過敏體質,因受孕婦體內荷爾蒙影響,過敏性鼻炎、過敏性支氣管炎的各種症狀都可能會加重,造成孕婦更多困擾。

過敏性體質是有可能遺傳的,一般致敏化的過程在母親子宮內就可能開始了,所以要降低孩子出現過敏的機率,或延緩出現過敏的時間,從懷孕前就要注意避免接觸會產生過敏的致病原,更要調理內在因素,提高生活居家環境品質,規律運動,充足睡眠,不過度勞累,調適及釋放壓力,配合藥膳調理,以增強體質,降低孩子日後出現過敏的機率。

心血管系統與懷孕的關係

因為孕婦的荷爾蒙變化劇烈,心臟血管系統也會為了應付肚裡的小BABY,也

會做調整，所以頭痛、頭暈、心悸、水腫等，都是懷孕時很常見的症狀。

懷孕初期因為荷爾蒙變化劇烈，或因為血管擴張、血壓較低，經常會引起頭痛現象。

因為孕婦體內血液量增加，但是血球數目並不成比例增加，導致生理性貧血；加上懷孕期間，全身的血液大部分集中在子宮，所以久坐或平躺後一下子站起來，會使血液一下子達不到腦部，所以孕婦特別容易感到頭暈。

另外，在懷孕時，由於心臟血液輸出量會比懷孕前增加30~50％，所以心臟的運作要更加快速，才能運送增加的血液，因而導致心跳每分鐘加快約15~20次，然而許多孕婦就會產生心悸、喘不過氣來的種種症狀。

最令孕婦困擾的還有水腫的問題，孕婦因為腹部血管、下腔靜脈受到膨大子宮的壓迫，容易造成靜脈曲張、血液回流狀況不佳，引發水腫情形，尤其是下半身的小腿、足踝處特別明顯，用手指按壓皮膚，會有明顯凹痕。

準備懷孕的女性，若是有上述這些困擾，不要只是服用藥物暫時緩解症狀，要找出原因，針對治療，在孕前就先做好調理，以免懷孕後症狀更嚴重。除了可用藥膳調理外，在懷孕前就要養成規律運動的習慣，以強化自己的心肺功能、促進血液循環良好，才能減少或避免孕期的困擾。

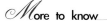

More to know

❋ 掌握3個受孕良機

想要成功受孕，必須先了解女性的排卵週期，很多女性朋友都不知道計算自己的排卵週期，其實有下列三個方式可以做為判斷：

1. 以月經週期計算：

先預測下次月經的日期，再往前推算14天，則是排卵日。

2. 以基礎體溫推算：

一般排卵前為低溫期，排卵日的前一天，體溫會比平常低約0.1℃，但排卵日當天會上升0.3~0.4℃。

3. 尿液測試：

如果懶得計算週期或測量基礎體溫，目前市面上有販售尿液測LH值的產品，顏色最深的那一天則是排卵日。

過敏性鼻炎

廖醫師診療室 Q & A

Q：廖醫師，最近天氣突然變冷，我一整天鼻塞、流鼻水、打噴嚏得好嚴重，甚至晚上鼻塞都無法呼吸。現在準備懷孕，很擔心我的過敏體質會遺傳給孩子。

A：過敏體質的確和遺傳有明顯關係，父母一人有過敏性體質，有1/3機率遺傳給小孩，父母兩人有過敏性體質，有2/3機率遺傳給小孩，而且懷孕時體內荷爾蒙變化，症狀會加劇。所以孕前要盡量調整好過敏體質，才能孕育優質的下一代。

什麼是過敏性鼻炎

過敏性鼻炎又稱為鼻敏感，是由鼻黏膜接觸到一些令人敏感的刺激物。症狀與感冒很相似，主要是鼻塞、流鼻水、打噴嚏、鼻癢，有時也會有全身疲倦、流眼淚、眼睛紅腫癢、頭重、皮膚癢、喉嚨乾及喘鳴的現象出現。嚴重者還有可能會演變成鼻竇炎、哮喘、耳部感染、皮膚過敏等相關疾病。

經由人體內免疫球蛋白而誘發立即的過敏性反應，造成鼻黏膜的發炎反應。

過敏性鼻炎常見的原因

全年性過敏性鼻炎

一年四季皆會發病，如塵蟎、羽毛、灰塵、香煙、動物毛髮等致敏原的長期刺激而致病。而台灣最常見的就是屬於這種型式。

季節性過敏性鼻炎

鼻腔對一些特定的致敏原產生過敏反應，例如花粉或黴菌孢子，往往和季節性有關。

其他原因

鼻黏膜的血管和腺體，也會受到自主神經的控制，即使非過敏原物質，如溫度變化、壓力、焦慮等，也會引起神經反射，出現類似過敏的反應，或加重過敏的程度。

過敏性鼻炎與懷孕的關係

懷孕時，不論孕前是否有過敏體質，都可能會加重鼻塞狀況，甚至有流鼻血的痛苦，原因可能跟孕婦體內荷爾蒙有關。

另外，因為過敏性體質可能會遺傳，一般致敏化的過程是在母親子宮內就可能開始了，所以從懷孕開始，就要注意避免接觸會產生過敏的致敏原，也要避免食用易導致過敏的食物，如有殼的海鮮類等，以降低孩子日後出現過敏機率。

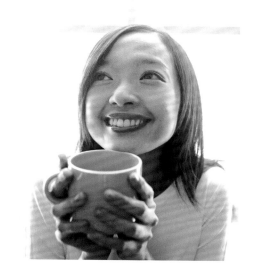

我是什麼體質的過敏性鼻炎？

☐ ♥鼻脹塞、痠癢不適、頻打噴嚏、鼻流清涕	☐ ◎每遇風寒則易發作，突然出現鼻奇癢、噴嚏連連，接著流出大量鼻涕
☐ ♥常發生於遇熱或是吃到燥熱辛辣食物時	☐ ◎平常惡風怕冷，易感冒
☐ ♥咽癢咳嗽	☐ ◎常常鼻塞不通、嗅覺減退
☐ ♥口乾煩熱	☐ ◎面色蒼白
☐ ♥下鼻甲腫脹，色稍紅或暗紫	☐ ◎倦怠、精神不振

出現♥數量多者 ➡ 屬於肺經鬱熱型過敏性鼻炎 ➡ 藥膳調理 請參考68頁
出現◎數量多者 ➡ 屬於肺氣虛弱型過敏性鼻炎 ➡ 藥膳調理 請參考69頁

杏仁豆腐

服法：狀況嚴重時，每天服用 2 碗。症狀穩定則隔天服用 1 碗。

適用	肺經鬱熱型過敏性鼻炎
功效	清肺熱、通鼻竅

藥材
辛夷花——1錢
枇杷葉——1錢
麥冬————2錢

食材
杏仁豆腐1盒
白木耳30公克
冰糖————適量

作法

1. 藥材洗淨，裝入藥包袋中，放入保溫杯裡，沖入沸水1杯，悶泡20分鐘，過濾藥汁備用。

2. 杏仁豆腐切塊，備用。

3. 白木耳洗淨、去蒂、泡軟，切碎備用。

4. 鍋中加入適量水，放入白木耳，煮熟後倒入藥汁及適量冰糖，再加入杏仁豆腐即成。

廖醫師小叮嚀

　　台灣地區最常見的過敏原是塵蟎、蟑螂、貓或狗的皮屑等，所以，注意環境衛生，家中儘可能避免使用地毯、飼養貓狗，枕頭、床單應時常清洗曝曬，窗簾應避免使用布類製品等。

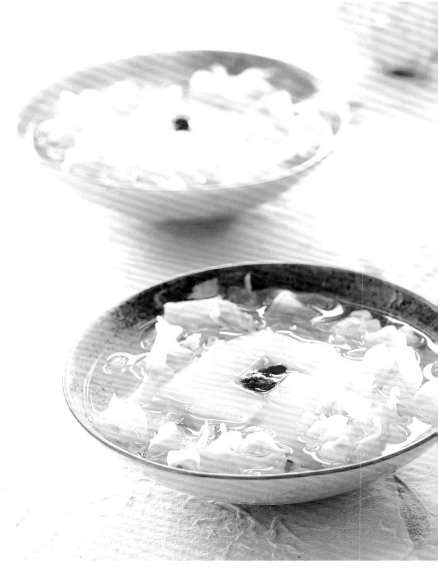

黃耆紅棗粥

適用	肺氣虛弱型過敏性鼻炎
功效	溫肺散寒,通鼻竅

服法:狀況嚴重時,每天服用2碗。症狀穩定則隔天服用1碗。

藥材
黃耆⋯⋯⋯3錢
防風⋯⋯⋯1錢
蒼耳子⋯⋯1錢
紅棗(去籽)
⋯⋯⋯⋯⋯5粒

食材
白米⋯⋯⋯1杯

作法

1. 藥材洗淨,除了紅棗外皆放入藥包袋中。

2. 將藥包袋放入小鍋內,加水2杯,小火煎煮成1杯後備用。

3. 白米洗淨,瀝乾備用。

4. 白米放入電鍋內鍋,加3杯水,外鍋加水1杯,蒸至開關跳起,內鍋再加入藥汁、紅棗,外鍋加水半杯,蒸至開關跳起即成。

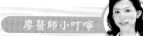

廖醫師小叮嚀

　　鼻過敏患者避免曝露於灰塵及刺激物,如油漆、殺蟲劑、廢氣,遠離抽煙的環境等等。

　　盡量保持居家環境的恆定,溫度可介於24~26℃、濕度介於55~65%。

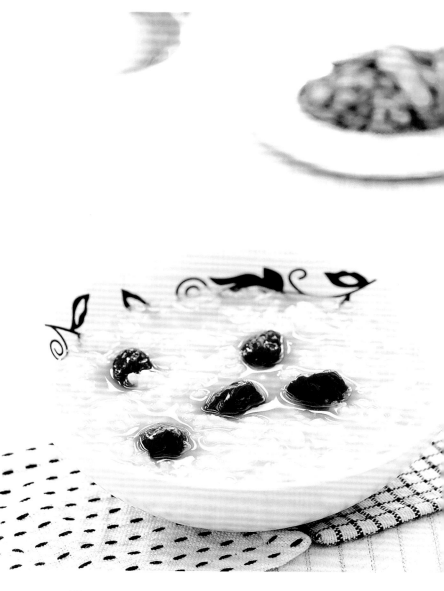

過敏性支氣管炎

廖醫師診療室Q&A

Q：廖醫師，我已經咳嗽咳了一個多月了，本來打算懷孕，卻一直在感冒，害我不敢受孕。

A：妳的咳嗽多發生在白天或是晚上？

Q：大多是晚上和清晨咳得很嚴重，有時候還會咳到喘起來。

A：讓我把一下妳的脈，嗯！妳已經沒有感冒的現象，現在會一直咳嗽是支氣管過敏。所以現在先要調理妳的免疫力，改善體質，再好好準備懷孕。

什麼是過敏性支氣管炎

過敏性支氣管炎是指氣管、支氣管粘膜及其周圍組織的炎症，以咳嗽、咳痰或伴有喘息為主要症狀，急性發作時，會咳嗽不止，且有胸口悶、喘息、呼吸換氣困難現象，近身時還可聽見呼吸的哮鳴聲。

過敏性支氣管炎一年四季都會發生，且會反覆發作，但是以秋冬或春夏交際、氣候多變時較常發作，到了夏天氣候轉暖時症狀緩解。

感冒咳嗽和氣喘咳嗽二者有差別，感冒的咳嗽白天咳、晚上也咳，且白天常咳得較晚上嚴重；氣喘咳嗽則在清晨及晚上咳得最厲害。

一般來說上呼吸道感染（流行性感冒）除了咳嗽之外，常合併有發燒、全身痠痛、流鼻涕等症狀，一般 7~10 天可痊癒。若是咳嗽已超過二個月以上，並不應單純視為感冒，多是支氣管過敏所致。

過敏性支氣管炎常見的原因

▌外因

可能的原因是氣候劇烈變化、氣溫不穩定、寒冷等常為過敏性支氣管炎發作的重要原因和誘因。台灣海島型氣候，濕度不穩定也是誘因之一。

病毒和細菌感染，也可能導致過敏性支氣管炎發作。另外，吸煙或接觸有害氣體、刺激性煙霧、粉塵、空氣污染、化學物品污染等刺激，是誘發病因之一。

■ 內因

呼吸道局部防禦功能及免疫功能減低、自律神經功能失調。

睡眠品質不良、生活起居不正常、精神壓力大、過度勞累等，易引起過敏性支氣管炎的發作。

過敏性支氣管炎與懷孕的關係

過去，患有氣喘病的準媽媽，較易早產，容易產下體重不足，甚至神經發育有問題的寶寶；現在，因為有周詳完善的產期照料，這種情形已大為改善。但是，約有1/4氣喘的準媽媽，在懷孕過程中，本身的氣喘病情會更加惡化，所以，建議有嚴重氣喘的女性，最好等治療穩定以後，再準備懷孕。

過敏性支氣管炎治療原則，除了避免外在因素的接觸，更要調理內在因素，提高生活居家環境品質，規律運動，充足睡眠，不過度勞累，適時調適及釋放壓力，以增強體質，提高免疫功能，對有過敏性支氣管炎及準備懷孕的女性來說，也是絕對必須的。

我是什麼體質的過敏性支氣管炎？

☐ ♥咳嗽反覆發作、嗽聲重濁	☐ ♥頭重昏沉	☐ ◎咳嗽氣促並且引發胸脅痛
☐ ♥早晚咳甚，天寒更劇烈	☐ ♥眼泡浮腫	☐ ◎咳則連聲
☐ ♥痰量多	☐ ♥困倦乏力	☐ ◎痰少質黏、很難咳出
☐ ♥痰色白粘或黃稠，甚或稠黏成塊	☐ ♥食慾不振	☐ ◎咽乾喉癢
☐ ♥進食甘甜或油膩食物後症狀加重	☐ ♥口淡粘、不想喝水	☐ ◎聲音嘶啞
☐ ♥胸悶、呼吸不暢		☐ ◎心煩易怒
		☐ ◎頭痛
		☐ ◎口苦少津液、想喝水

出現♥數量多者 ➡ 屬於痰濕蘊肺型過敏性支氣管炎 ➡ 藥膳調理 請參考72頁
出現◎數量多者 ➡ 屬於肝火犯肺型過敏性支氣管炎 ➡ 藥膳調理 請參考73頁

薏仁山藥汁

適用	痰濕蘊肺型過敏性支氣管炎
功效	健脾燥濕、化痰止咳

服法：❶ 每天服用1杯，至症狀緩解。
　　　❷ 建議最好不要加冰糖，因為甘甜易生痰，對痰濕蘊肺型的咳嗽不宜。

藥材

薏仁⋯⋯⋯⋯1杯
山藥⋯⋯⋯⋯100公克
杏仁粉⋯⋯⋯1大匙

作法

1. 薏仁洗淨、浸泡2小時，瀝乾備用。

2. 山藥洗淨、削皮，切塊備用。

3. 薏仁放入電鍋內鍋中，加入3杯水，外鍋加1杯水，蒸煮至薏仁熟軟。

4. 將煮熟的薏仁、切塊的山藥、杏仁粉放入食物調理機，加熱水200cc，攪打成汁即成。

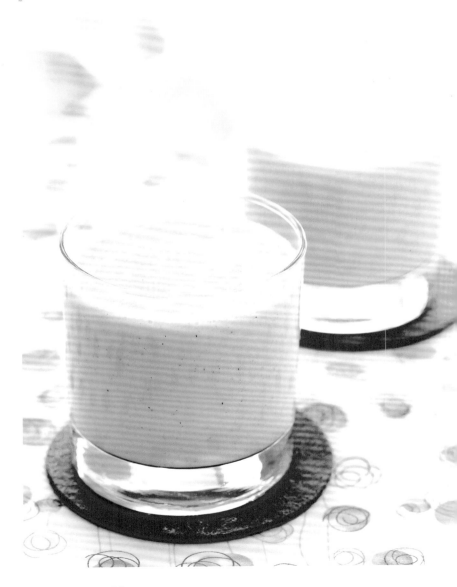

川貝燉水梨

適用	肝火犯肺型過敏性支氣管炎
功效	清肝降火、清肺止咳

服法：❶ 出現症狀時，每天服用上述份量至症狀緩解。

藥材
川貝母——5分
百合———3錢

食材
水梨———1個
冰糖———30公克

作法

1. 將水梨洗淨，削皮，靠梨柄處橫切成上下兩截。

2. 下半截挖去梨心，內裝川貝母及百合，再將上半截蓋上。

3. 將水梨放入電鍋內鍋中，加入冰糖及3杯水，外鍋加1杯水，蒸30~40分鐘即成，吃梨喝湯。

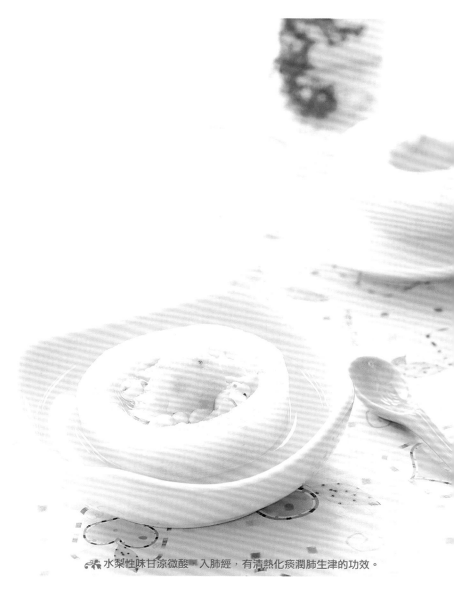

水梨性味甘涼微酸，入肺經，有清熱化痰潤肺生津的功效。

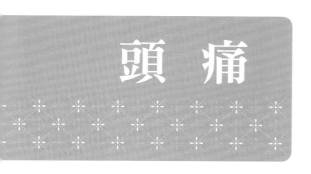

頭 痛

廖醫師診療室Q&A

Q：廖醫師，我的偏頭痛老毛病又發作了，感覺左側太陽穴抽痛，甚至想吐，我每次都是吃普拿疼止痛，以前吃一顆就可舒緩，現在吃二顆也沒有效，我很擔心懷孕時偏頭痛發作，我又不敢吃止痛藥，該怎麼辦？

A：頭痛的原因很多，妳不能每次發作時，都只服用藥物止痛，要先找出原因，針對原因治療，在孕前就先做好調理，以免懷孕後症狀更嚴重。

什麼是頭痛

　　絕大多數的頭痛屬於緊張性頭痛，表現出來的症狀是在兩側太陽穴或後腦上會持續性的隱隱作痛；此外，年輕女性很容易發生偏頭痛，半邊頭部出現像脈搏跳動般地抽痛，並且伴隨噁心，甚至嘔吐，有些在疼痛發作前，會出現單側視野閃亮點且視物模糊不清的症狀。

　　有許多疾病會引起頭痛，不同的病因也會引起不同部位的頭痛，如鼻腔疾病引起的頭痛，集中在前額；眼睛疾病引起的頭痛，集中在眼眶周圍；三叉神經引起的頭痛，集中在頭側面及耳後。依頭痛的部位、時間、頻率，性質、強度、進展和有無其他合併症狀，可以判別原因。

頭痛常見的原因

心因性

　　這是最常見的。大部分的原因是因為壓力、刺激、緊張、疲勞或姿勢不良所引起，因而造成頭、頸部肌肉繃緊，刺激到神經，引發兩側太陽穴或後腦上會持續性的隱隱作痛。

頸椎病變

　　頭痛時經常是整個頭部呈現彌漫性的緊痛。

血管性

　　一開始由於腦血管收縮造成局部缺血，產生單側視野閃亮點且視物模糊不清

的症狀，接著外頸動脈暫時性的擴張，引發像脈搏跳動般地抽痛。家族史、壓力、倦怠，和某些食物、藥物會誘發。

頭部器官的疾病

眼睛、耳朵、鼻、牙齒的疾病也都會引起頭痛。如青光眼、中耳炎、內耳炎、鼻炎、牙疼等各種疾病。

全身性疾病

以感染症為最多，如各種細菌、病毒所引起的感染，常會伴隨著發燒、頭痛，像大家很常碰到的感冒時頭痛。其他如新陳代謝障礙、低血糖症等也會引起頭痛。

頭痛與懷孕的關係

準備懷孕的女性，若是有頭痛的困擾，不要只是服用藥物止痛，要先找出原因，針對原因治療，在孕前就先做好調理，以免懷孕後症狀更嚴重。

懷孕初期，因為賀爾蒙變化劇烈，或因血管擴張、血壓較低等原因，有些孕婦會有頭痛現象。一般約在懷孕9週後，賀爾蒙較穩定時，頭痛現象就會消失。

大部分的頭痛，是心因性引發，經過休息、自我調理則可舒緩。然而較嚴重的頭痛，可能表示身體有其他嚴重疾病，應及時治療。

●我是什麼體質的頭痛？

☐ ♥頭脹抽痛、兩側太陽穴尤甚	☐ ♥面紅目赤	☐ ◎頭頂及後腦勺疼痛	☐ ◎常嘔吐清水涎沫
☐ ♥痛時頭筋浮起，自覺頭部筋脈跳起	☐ ♥心煩易怒	☐ ◎怕冷，喜用頭巾裹或戴帽	☐ ◎四肢冰冷
☐ ♥情緒緊張焦慮時，易發作	☐ ♥耳鳴、耳塞	☐ ◎陰雨天寒時易發作	☐ ◎口黏不想喝水
	☐ ♥口乾舌燥	☐ ◎面色蒼白	☐ ◎小便清長
	☐ ♥小便黃赤		☐ ◎大便偏軟
	☐ ♥便祕		

出現♥數量多者 ➡ 屬於肝火上炎型頭痛 ➡ 藥膳調理　請參考76頁
出現◎數量多者 ➡ 屬於寒濕瘀阻型頭痛 ➡ 藥膳調理　請參考77頁

芹菜蘿蔔番茄湯

服法：❶ 症狀明顯時，每天服用2碗。
❷ 症狀緩解後，則一週服用3碗保養調理。

適用	肝火上炎型頭痛
功效	清肝降火、止頭痛

藥材

菊花————1錢
枸杞————3錢

食材

西洋芹————半把
紅蘿蔔————1條
大紅番茄—2個
高湯————1杯
鹽、胡椒——適量

作法

1. 藥材洗淨，裝入藥包袋中，放入保溫杯裡，加入1杯沸水，悶泡10分鐘，取藥汁備用。

2. 芹菜去除老葉、洗淨、切丁，備用，紅蘿蔔洗淨、削皮、切丁，番茄洗淨、切丁，備用。

3. 鍋中加適量水煮沸，先加入紅蘿蔔、高湯一起熬煮10分鐘，再下芹菜、番茄、藥汁略煮片刻，加入鹽、胡椒粉調味。

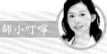

廖醫師小叮嚀

工作一段時間後，可轉動頭部、聳聳肩膀，讓頸部放鬆。

按摩虎口或按摩前額和太陽穴10分鐘。配合深呼吸、靜坐或冥想，讓自己放鬆可以減輕慢性頭痛的症狀。

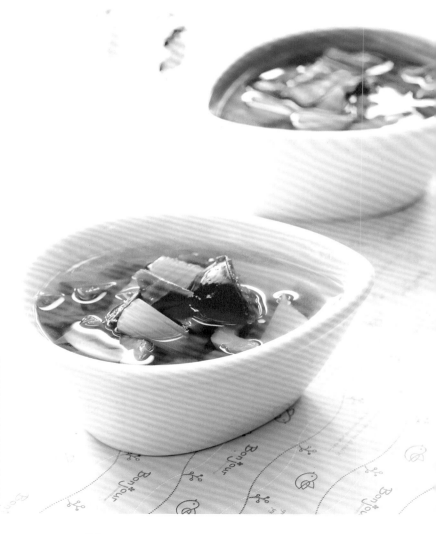

川芎魚頭湯

適用	寒濕瘀阻型頭痛
功效	祛風散寒、通絡止痛

服法：❶ 頭痛發作時，每天服用上述 1 次份量。
❷ 平日症狀緩解時，則一週服用 2 次，保養調理。

藥材
川芎———2錢
白芷———2錢
枸杞———3錢

食材
魚頭———1個
老薑———3片
米酒———適量
鹽————適量

作法

1. 藥材洗淨，除了枸杞外裝入藥包袋中，備用。

2. 魚頭去魚鰓洗淨、過熱水川燙，備用。

3. 電鍋內鍋加水5杯，外鍋加水1杯，放入藥包袋，待水煮熱後放入魚頭、薑片、枸杞、米酒，蒸至開關跳起，加入適量鹽調味即成。

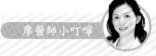

廖醫師小叮嚀

睡眠要充足，但不要平日睡眠不足，到週末卻又猛睡，這有可能引起頭痛。

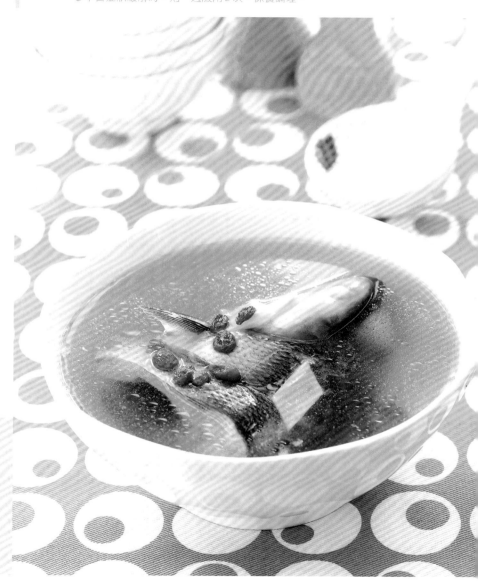

頭暈

廖醫師診療室Q&A

Q：廖醫師，我近來常感到頭暈，尤其是蹲著站起來時，眼前一片黑暗，要趕快扶著旁邊，否則會倒下去。我聽說孕婦多有頭暈的現象，我想要懷孕，擔心頭暈症狀會更嚴重。

A：的確，頭暈是孕婦常見症狀，準備懷孕的女性就更應在孕前調理好頭暈的病症，才能減少或避免孕期頭暈的困擾。

什麼是頭暈

頭暈的感覺，依病人的主訴，可分為：(1)感覺搖搖晃晃，好像站不穩要倒下去的狀態；(2)眩暈，感覺周圍有如天旋地轉般；(3)頭部輕飄感；(4)視力模糊引起的頭暈。不同原因引起的頭暈，會伴隨不同的臨床表現，例如：耳部病變會造成內耳性眩暈，常伴隨有耳鳴、耳脹、耳塞、暫時性的聽力喪失；並有噁心、嘔吐、心悸、冒冷汗等症狀。

頭暈常見的原因

自律神經失調

除頭暈外，還可能會有情緒緊張、心悸、盜汗、疲勞、換氣過度、食慾不振、腹部不適等症狀。心因性所引起的頭暈最多，通常與情緒緊張、壓力過大、過度疲勞、飢餓有關。

耳部疾病

耳部病變會造成內耳性眩暈，出現突發性天旋地轉，站立、行走不穩，常伴隨有耳鳴、耳脹、耳塞、耳聾等症狀。如梅尼爾氏症、良性陣發性眩暈、前庭神經炎、突發性聽力障礙、聽神經腫瘤、內耳炎或中耳炎等。

心血管疾病

常會令人一站起來就感覺眼前一片黑暗，好像快暈倒的感覺。如：心臟血管疾

病、心輸出量不足、貧血、姿勢性低血壓、腦幹血液循環不良或缺血等。

副作用或毒性，都會引起頭昏眼花。

眼科疾病

青光眼、眼睛過度疲勞或配戴不適合眼鏡時，都容易引起頭暈。

中樞神經疾病

常伴隨腳步不穩、運動失調、頭頸痛、視力模糊、面部麻木等症狀。

如中樞神經機能障礙、腦幹中風、癲癇、頸部疾病等，會引起中樞性眩暈。

其他

像感冒、發燒、喝酒過度，低血糖，或服用鎮靜劑、精神用藥和抗生素等藥物

頭暈與懷孕的關係

女性在懷孕後，據統計約有三分之一孕婦有頭暈現象。因為孕婦容易有生理性貧血；加上懷孕期間，全身的血液大部分集中在子宮，所以久坐或平躺後一下子站起來，會使血液一下子達不到腦部，眼前一片黑暗，好像快暈倒的感覺。

因為懷孕時荷爾蒙改變，導致血壓不穩定，加上子宮對血液回流的壓迫，當孕婦處在空氣不佳或強烈陽光照射下，或過度疲勞、血糖太低時，都會引起頭暈。

頭暈是孕婦常見症狀，準備懷孕的女性就更應在孕前調理好頭暈的病症，才能減少或避免孕期頭暈的困擾。

我是什麼體質的頭暈？

□ ♥天旋地轉、站立行走不穩	□ ♥頭重如裹濕毛巾	□ ◎頭暈目黑，感到搖晃	□ ◎唇色、指甲色蒼白
□ ♥面色發紅	□ ♥胸悶、呼吸困難	□ ◎姿勢突然改變（如蹲坐到站立）易發生	□ ◎倦怠無力
□ ♥噁心甚至嘔吐	□ ♥耳鳴、耳塞感	□ ◎過度勞累易誘發	□ ◎失眠
	□ ♥身重如山	□ ◎面色蒼白	□ ◎心悸

出現♥數量多者 ➡ 屬於痰濁內蘊型頭暈 ➡ 藥膳調理 請參考80頁
出現◎數量多者 ➡ 屬於氣血虧虛型頭暈 ➡ 藥膳調理 請參考81頁

蘿蔔天麻湯

適用	痰濁內蘊型頭暈
功效	半夏、天麻、白朮燥濕化痰止眩,髮菜、蘿蔔清熱毒化痰濁。

服法: ❶狀況明顯時,每天服用2碗。
❷症狀緩解,則一週服用3碗保養調理。

藥材
天麻————2錢
半夏————1錢
白朮————1錢

食材
髮菜————10公克
白蘿蔔——1條
雞湯塊——1塊
太白粉——適量
香菜、鹽少許

作法
1. 藥材洗淨,裝入藥包袋中,加2杯水,小火燉煮至1杯,過濾藥汁備用。
2. 髮菜洗淨、泡軟,備用。
3. 白蘿蔔洗淨、削皮切塊備用。
4. 鍋內加水煮沸後,放入雞湯塊煮溶,放入白蘿蔔煮熟軟後,再加入髮菜、藥汁,略煮片刻,加鹽調味。
5. 太白粉水勾芡,撒上香菜即成。

廖醫師小叮嚀

　　早餐很重要,一定要記得吃。另外,要避免長時間站立、被強烈陽光照射,在改變姿勢時也不要動作太迅速。

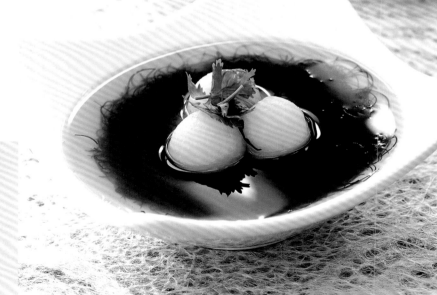

豬血豆腐湯

適用	氣血虧虛型頭暈
功效	益氣養血、升陽止暈

服法：❶ 狀況明顯時，每天服用 2 碗。
　　　　❷ 症狀緩解，則一週服用 3 碗保養調理。

藥材

當歸	2 錢
黃耆	1 兩
紅棗（去籽）	10 顆

食材

豬血	400 公克
豆腐	200 公克
米酒	適量
鹽	適量
蔥花	適量
香油	適量

作法

1. 藥材洗淨，除了紅棗外裝入藥包袋中，備用。
2. 豬血洗淨、切塊，備用。
3. 豆腐洗淨、切塊，備用。
4. 鍋內加適量水，放入藥包袋及紅棗，小火煎煮 10 分鐘後，再放入豬血、豆腐、米酒，煮熟後加入鹽調味，最後撒上蔥花、香油即成。

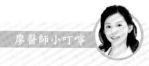

廖醫師小叮嚀

適當休息很重要。如果是貧血性頭暈，要適當補充鐵劑。

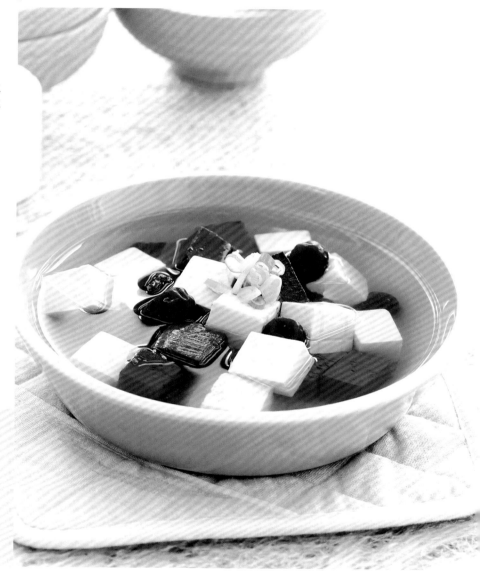

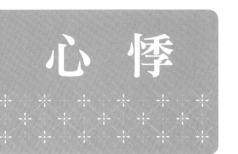

心悸

Q：廖醫師，我最近安靜坐著時，也明顯感到心臟怦怦跳得很快，而且有胸悶現象，我本來以為是心臟的問題，去檢查又說心臟沒問題，我已經準備懷孕，很擔心這問題在懷孕時會更嚴重。

A：心悸的原因很多，不單是心臟的問題，有些非心臟的疾病，甚至緊張、焦慮、飲食、藥物反應都會造成心悸，要先釐清原因，針對原因調理好體質，否則懷孕時會更不舒服。

什麼是心悸

除非刻意偵測，否則心臟在胸腔內的跳動通常是感覺不到，如果自覺到心臟亂跳、心動過速、心跳偶爾停止或心跳不規律等不適感覺，就稱為心悸。但在激烈運動後，心跳會自然加速，也會稍感不適，這種心悸是正常的生理現象。

心悸可以是單一症狀，也可能伴隨其他不適，如胸痛、胸悶、呼吸困難、氣喘、頭暈、盜汗、血壓降低、心慌、面部潮紅或蒼白等現象，甚至昏倒的情況。

心悸常見的原因

心律不整性的心臟疾病

心律不整會改變心臟跳動速度、節律及收縮力，是心悸最常見的原因。如竇性心搏過速、心室早期性收縮等。

非心律不整性的心臟疾病

非心律不整性的心臟疾病可能會影響心臟的收縮力，因而造成心跳速度及收縮力的改變。如：鬱血性心衰竭、瓣膜性心臟病、缺血性心臟病、冠狀動脈疾病、肥厚性心肌病變、高血壓等。

心理疾病

焦慮症、恐慌症、失眠症、創傷後壓力症後群等，都與心悸的發生有關。

因為此類患者對正常的心臟活動很敏感，所以心跳速率稍微快一點，就會把它

當成心悸，有時還會伴隨失眠、胸悶及自覺全身不適等症狀；一般女性居多。

■ 生理、飲食、藥物反應

驚嚇、憤怒、劇烈運動、妊娠等生理反應，以及菸、酒、咖啡、茶，或服用腎上腺素、甲狀腺藥物、胰島素、麻黃素、毛地黃等，可能會讓心跳加快、改變心律或加強心臟收縮力而造成心悸。

■ 非心臟性疾病

非心臟性的疾病也可能會引起心臟收縮力增強而造成心悸。

包括：糖尿病、甲狀腺疾病、貧血、低血鈣症、低血糖症、姿態性低血壓、更年期、發燒、感染等。

心悸與懷孕的關係

在懷孕早期，由於血量會明顯增加約30~50％，心臟的運作要更加速，才能運送增加的血液，因而導致心跳每分鐘加快約15~20次，許多孕婦就會產生心悸、喘不過氣來的症狀。

準備懷孕的女性，若是有心悸的困擾，要先找出原因，趕緊治療，否則懷孕時會影響母嬰的健康；若是因飲食和藥物導致的心悸，最好在準備懷孕前3個月，就避免服食這類食物和藥品。

至於心理疾病造成的心悸，要找出適合自己的健康紓壓管道，如練瑜珈、聽音樂等，避免情緒變化劇烈，才能減輕在妊娠期的心悸不適。

我是什麼體質的心悸？

☐ ♥心悸不安、易受驚嚇	☐ ♥冒虛汗	☐ ◎心悸不安
☐ ♥胸悶不舒、呼吸不暢	☐ ♥易健忘	☐ ◎胸悶如窒、時有刺痛
☐ ♥動則易喘	☐ ♥失眠	☐ ◎會因情緒因素（如激動）使症狀加劇
☐ ♥面色蒼白		☐ ◎噁心、嘔吐痰涎
☐ ♥頭暈目眩		☐ ◎頭重如裹濕毛巾
☐ ♥倦怠		☐ ◎身體腫脹

出現♥數量多者 ➡ 屬於氣血虛弱型心悸 ➡ 藥膳調理　請參考84頁
出現◎數量多者 ➡ 屬於痰飲瘀阻型心悸 ➡ 藥膳調理　請參考85頁

石柱參豬心湯

服法：❶ 心悸明顯時，每天服用 1 碗。
❷ 心悸症狀緩解，則 1 週服用 2~3 碗。

適用	氣血虛弱型心悸
功效	益氣、養心、安神定志

藥材

石柱參——2錢
遠志——2錢
石菖蒲——1錢
紅棗——5粒

食材

豬心——1個
生薑——3片
米酒——適量
鹽——適量

作法

1. 藥材洗淨，除紅棗外，裝入藥包袋中備用。

2. 豬心洗淨，切片備用。

3. 將藥包袋、紅棗，放入電鍋內鍋中，加5杯水，外鍋加1杯水，待水煮滾後放入豬心、薑片、米酒，外鍋再加入1杯水，蒸煮至開關跳起，再加入適量鹽調味即成。

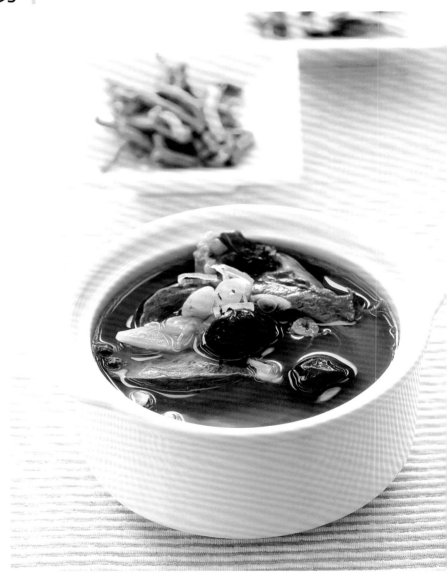

海帶桂枝湯

適用	痰飲瘀阻型心悸
功效	桂枝、瓜蔞仁行水化飲、祛瘀通絡。海帶性味鹹涼，有行水化濕、軟堅散結的功效。雞蛋黃入心經，可養心安神、補血。

服法：❶ 心悸明顯時，每天服用1碗。
　　　❷ 心悸症狀緩解，則1週服用2~3碗。

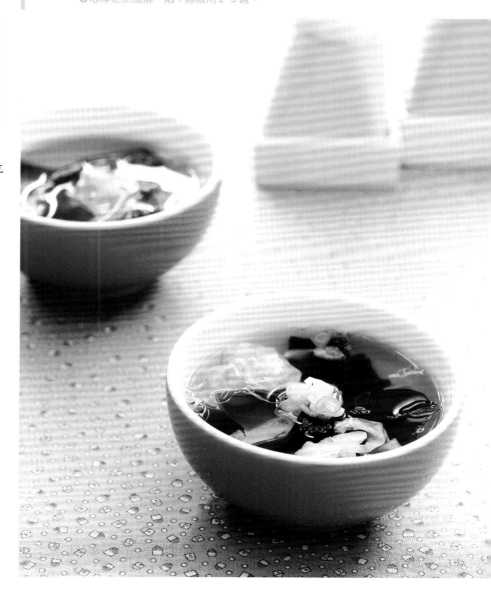

藥材

桂枝⋯⋯⋯2錢
瓜蔞仁⋯⋯1錢

食材

海帶結⋯⋯100公克
蛋⋯⋯⋯⋯1顆
雞湯塊⋯⋯1塊
蔥花⋯⋯⋯適量
鹽⋯⋯⋯⋯適量

作法

1. 藥材洗淨，裝入藥包袋中備用，放入小鍋裡，加2杯水，小火煎煮至1杯。

2. 海帶結洗淨備用，蛋打散、攪勻備用。

3. 鍋中加適量水，煮沸後放入雞湯塊，再加入海帶結煮至軟熟，加入藥汁，最後倒入蛋汁攪拌均勻，加入適量鹽調味，撒上蔥花即可。

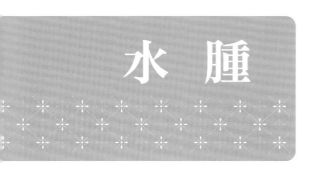

水腫

Q：廖醫師，我早上穿鞋時還很合腳，到了下午卻發現鞋子愈來愈緊，好像穿著小了一號的鞋子，怎麼會這樣？

A：這表示妳下肢有輕微水腫。

Q：我姊姊懷孕7個月，腳就腫到以前的鞋子都穿不下，我還未懷孕，就有這種情形，將來懷孕水腫的情況是不是更糟？

A：女性體質本來就較易水腫，先要找出造成水腫的原因，在孕前要儘早調理，否則懷孕期間會更加嚴重。

什麼是水腫

水腫是指血管外的組織間隙中有過多的體液積聚，外在表現為早上起床後眼皮浮腫、臉看起來圓腫，到下午時雙腳腫脹，用手指按壓皮下組織少的部位（如足背、腳踝）時，會有明顯凹痕。

水腫一般分為四級：下肢水腫為一、二級，第三級除了下肢還有臉、手部位的水腫，第四級是包含以上部位及腹部的全身性水腫。

長時間站立、步行、久坐辦公桌，下肢長時間處於較低位置，因重力作用，使下肢靜脈血回流困難，血液就會在靜脈內瘀積，使血管內壓力增加，部分血液就會滲透到血管外的皮下組織間隙，產生水腫。

下肢水腫常是某些疾病的重要表現之一，其中最常見的是由心臟、腎臟和肝臟功能不良所引起的水腫（如心衰竭、腎病症候群、肝硬化、惡性腫瘤晚期等）；此外，深部靜脈血栓、淋巴腺阻塞、營養不良或吸收不良使血中白蛋白減少等原因都會導致水腫。因此，當出現全身或局部水腫時，應去醫院做詳盡的檢查，排除各種疾病引起的水腫。

水腫常見的原因

■ 體質性水腫

最為常見，尤其是好發於女性。有些女性會隨著月經週期的荷爾蒙改變，而有週期性的月經前水腫，但月經過後水腫即

會消失。另外，長期站立或坐姿，也會引起靜脈回流不佳，造成水腫。

全身性水腫

較常見的有心源性水腫、腎源性水腫、肝源性水腫，是因心臟衰竭、腎臟病、肝硬化等引起。另外，也有營養不良性水腫、貧血性水腫等。

患者不只下肢或臉部水腫，陰部也可能出現嚴重水腫，甚至全身水腫。

局部性水腫

因血栓性靜脈炎、下肢靜脈曲張所引起的靜脈阻塞性水腫，會造成下肢水腫，在女性較容易出現。

藥物性水腫

有些藥物會影響腎臟機能，導致水腫，例如消炎止痛劑、類固醇製劑、降血壓藥、女性荷爾蒙、雞尾酒減肥藥物等。

水腫與懷孕的關係

水腫在懷孕期間是很常見的，孕婦因為腹部血管、下腔靜脈受到子宮的壓迫，容易造成靜脈曲張、血液回流狀況不佳，引發水腫。單純的輕微水腫只會造成不舒適及外在美觀上的影響，但嚴重水腫時則容易引起局部感染，還是要小心。

我是什麼體質的水腫？

☐ ♥四肢腫脹、皮膚繃緊光亮	☐ ◎腰以下腫脹嚴重
☐ ♥身體發熱、面色紅	☐ ◎按壓小腿前側皮膚凹陷不起
☐ ♥胸悶易喘	☐ ◎神疲倦怠
☐ ♥口乾渴飲	☐ ◎四肢末梢冰冷
☐ ♥小便黃赤量少	☐ ◎面色蒼白
☐ ♥大便乾結	☐ ◎小便清、頻尿、量少
☐ ♥皮膚易生瘡痘	☐ ◎大便偏軟或薄稀易瀉

出現♥數量多者 ➜ 屬於濕熱壅結型水腫 ➜ 藥膳調理　請參考88頁
出現◎數量多者 ➜ 屬於脾腎陽虛型水腫 ➜ 藥膳調理　請參考88頁

冬瓜蛤蜊湯

適用	濕熱壅結型水腫
功效	清熱去濕、利水消腫

食材

蛤蠣	300公克
冬瓜	300公克
薑絲	適量
蔥花	適量
鹽	適量

作法

1. 蛤蠣浸泡鹽水使其吐沙，洗淨備用。
2. 冬瓜削皮、去籽，洗淨後切塊備用。
3. 鍋內加入適量水，煮滾後，放入冬瓜、薑絲，煮熟後，再加入蛤蠣、鹽，待蛤蠣開殼後，撒上蔥花即成。

服法：❶ 每天服用2碗。因蛤蠣冬瓜性味寒涼，月經期間先停服。
　　　❷ 有利水作用，勿在睡前2小時食用，以免夜尿頻繁影響睡眠

廖醫師小叮嚀

　　飲食要清淡，避免高鹽、醃漬或罐頭食物，因為鹹性食物中的鈉會讓水分滯留體內，造成水腫。

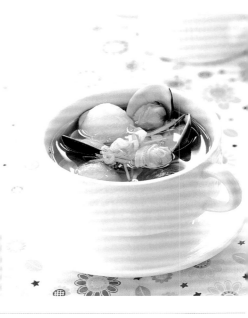

黑豆薏仁汁

適用	脾腎陽虛型水腫
功效	黑豆補腎陽、薏仁健脾利水，生薑散寒祛濕，合用有溫腎健脾，化氣行水之功。

食材

黑豆	半杯
薏仁	半杯
生薑	3片
紅糖	適量

作法

1. 薏仁、黑豆洗淨，浸泡8小時後放入電鍋，內鍋中加水3杯，外鍋加水2杯，蒸煮至熟，備用。生薑磨成薑汁，備用。
2. 將煮熟的黑豆、薏仁放入食物調理機中，加500cc熱水，再加入薑汁及適量紅糖，攪打均勻即成。

服法：每天晨起服用1杯500cc。

廖醫師小叮嚀

　　運動可以改善下肢靜脈血液回流不佳的現象，進而預防水腫與靜脈曲張。

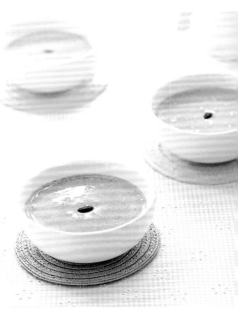

孕前腸胃・
泌尿系統調養

腸胃與泌尿系統的調養不容輕忽，如果出現腹瀉可能是病毒感染。
女性朋友經常有頻尿的困擾，也可能是婦科的疾病所導致，與懷孕大有
關係，除了要找出病因，平時的藥膳調理，可以改善體質，氣血循環才
能暢行無阻。

前言
顧腸胃，氣血循環更好

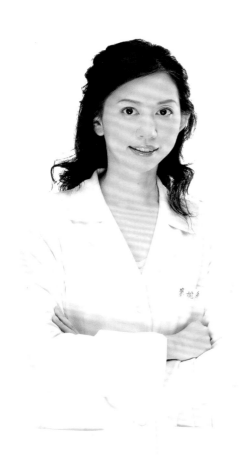

腸胃系統與懷孕的關係

懷孕時，因為體內黃體素分泌增加，引發腸胃道蠕動力及速度減慢，容易產生便秘。加上子宮逐漸增大，長期壓迫直腸，造成便秘的問題加重。所以本身有便秘問題的女性，常常在懷孕後更形嚴重，因此，在孕前要儘早調理。

因子宮後傾或子宮腫瘤所導致的腹瀉，會使受孕機率降低，不容輕忽。至於孕期出現腹瀉，最常見的原因是腸道感染、食物中毒或其他部位的病毒感染；孕婦持續腹瀉，有可能引起子宮不必要的收縮，容易導致早產，但是千萬不要自行購買治腹瀉的成藥，以免對胎兒產生致畸的作用或潛在危害。

泌尿系統與懷孕的關係

血尿也是子宮內膜異位症的常見症

狀，常伴隨著不孕、痛經、性交疼痛、骨盆腔疼痛、懷孕後易流產等情形，臨床統計，患者又以高齡生育年齡層的女性居多，這對高齡又想孕育子女的女性來說，無異更形困難。因此，不應該掉以輕心，一定要就醫診治，儘早調理體質。

不要以為頻尿只是泌尿系統的問題，與懷孕無關，有些婦科的疾病，如子宮內膜異位、陰道或骨盆腔發炎、陰道內有異物等，也會導致頻尿；此外，婦女的尿路障礙，和骨盆底機能障礙常會同時存在，長期頻尿可能會有骨盆底鬆弛，子宮脫垂，陰部裂開等症狀，會影響受孕的機率與環境。

有腸胃及泌尿問題的女性，在孕前就不能輕忽這些問題，如果是因為子宮肌瘤，卵巢腫瘤，子宮後傾，子宮內膜異位，陰道或骨盆腔發炎等婦科疾病所導致的便秘、腹瀉、血尿或頻尿，千萬不要掉以輕心，因為這些婦科疾病，都容易導致不易受孕。除了要找出病因，平時藥膳調理，可以改善體質，二便（大、小便）通暢，氣血循環才能暢行無阻。

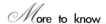 **More to know**

❋ 吃得對，幫助妳受孕！

在中醫的角度，腎氣虛與氣血虛的人比較不容易受孕，即使懷孕了，流產的機會也比別人高。如果有計畫要懷孕，建議多服用一些滋補腎氣、補氣養血的藥材，來改善腎氣不足、氣血虛弱，更能幫助調整體質，大大提升受孕機會。

建議有這類需要的女性朋友，可諮詢專業中醫師，針對個人體質，以中藥材做成藥膳、調理體質，幫助身體達到最佳的狀態。

男性可以多吃一些含鋅的食物，可增加精蟲活動量與數量，幫助受孕。

另外，有抽菸習慣的人，在準備懷孕的前6個月就要先戒菸。因為香菸中的部分成分會壓抑泌乳激素，破壞卵巢排卵、分泌雌激素及黃體素的功能，降低懷孕機率，會使女性經期不規則，提高流產機率。

＊養血補氣的藥食材：

冬蟲夏草、人參、何首烏、黃耆、杜仲、枸杞、紅棗、當歸、熟地、肉桂、牡蠣、牛肉、豬肉、羊肉、雞心、魚、蛋黃、小麥芽、芝麻、南瓜子等。

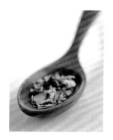

便 秘

廖醫師診療室Q&A

Q：廖醫師，我已經3~4天沒解便，昨天吃了幾顆藥房買的軟便劑，也才上一點，大便很乾硬，而且有出血，現在腹部還很脹呢。

A：妳的便秘情形有多久了？

Q：從我生第一胎時就出現，之前聽說懷孕時會產生便秘情形，生產後就會恢復，但我已經生產完一年半，便秘仍持續困擾著我。

A：便秘原因很多，不要隨便用軟便劑，要先釐清原因，針對原因調理好體質，否則懷孕時便秘狀況會更嚴重。

什麼是便秘

便秘是一種無法正常排便，因而使糞便停留在腸腔內過久的病症。多久排便一次才算正常？雖然沒有一定規範，但依年齡、飲食和日常活動而定，一般成人一週排便次數少於3次或連續3天都沒有排便，就算便秘。不過有些人3、4天才排便1次，可是排便時並不困難，排便量也足夠、不太硬，就不算是便秘。

便秘常見的原因

生活習慣問題

飲食不均衡，水份、纖維量攝取不足，或攝取過多牛奶或其他蛋白質、脂肪含量高的食物。缺乏運動、生活不規律、壓力、焦慮等情緒問題，或有便意時沒有馬上排便，也會引起便秘。

體質性

家人也有便祕的困擾。

服用藥物造成

某些藥物或營養補充品，如一些常用的止痛、感冒藥物、化療藥物、鐵劑、利尿劑、抗高血壓藥物、抗憂鬱藥物等，都可能抑制腸蠕動，造成便秘。

消化道蠕動功能障礙

罹患巨結腸症、腦性麻痺、腸道肌肉層的疾病等，易造成便祕。

■ 消化道構造上的異常

腸子本身狹窄，或因腫瘤造成外來壓迫，肛裂或肛門膿瘍、肛門狹窄等也會因疼痛而不敢解便。

■ 內科方面的疾病

甲狀腺功能低下、糖尿病、過敏性腸道症候群、神經系統方面的疾病、子宮肌瘤和卵巢腫瘤等婦科疾病。

便秘與懷孕的關係

懷孕時，因為體內黃體素分泌增加，引發腸胃道蠕動力及速度減慢，容易產生便秘。加上子宮逐漸增大，長期壓迫直腸，造成便秘的問題加重。所以本身有便秘問題的女性，常常在懷孕後更形嚴重，因此，在孕前要儘早調理。

另外要提醒的是，準備懷孕的女性，如果過去沒有嚴重便秘，最近發現有此困擾時，不要掉以輕心，因為子宮肌瘤和卵巢腫瘤等婦科疾病，會造成大腸被壓迫，因而引起便秘，最好盡快到醫院檢查。

食用含水分、纖維質高的食物，多喝水、喝優酪乳、多吃新鮮的蔬菜水果，加上適當的運動都有助於改善便秘症狀。此外，排便習慣要愈規律愈好，可以強迫自己每天早餐後約15~20分鐘固定坐在馬桶上至少10分鐘。利用早晨胃→結腸反射最強的時機排便。

我是什麼體質的便祕?

☐ ♥大便乾結、數日不下	☐ ♥心煩易怒	☐ ◎大便有時燥結有時軟	☐ ◎倦怠不喜說話
☐ ♥痔瘡、便血、肛門痛	☐ ♥頻打嗝	☐ ◎有便意、但排不出來	☐ ◎腹脹滿、按壓後較緩解
☐ ♥腹中脹滿、按時更痛	☐ ♥本身體質燥熱	☐ ◎臨廁努掙乏力、便後	☐ ◎頭暈心悸
☐ ♥面紅目赤	☐ ♥喜食辛辣燒烤之物	疲憊不堪	☐ ◎常勞倦過度
☐ ♥口乾欲飲冷水	☐ ♥久坐少動	☐ ◎有脫肛現象	☐ ◎本身體質虛損
☐ ♥口臭	☐ ♥患發熱性疾病之後發	☐ ◎面色蒼白	☐ ◎腹部手術或全身麻醉後
☐ ♥口舌易生瘡	生（如發燒、身體發炎）		

出現 ♥ 數量多者 ➡ 屬於積熱氣滯型便秘 ➡ 藥膳調理 請參考94頁
出現 ◎ 數量多者 ➡ 屬於氣血虛弱型便秘 ➡ 藥膳調理 請參考95頁

竹筍冬瓜湯

適用	積熱氣滯型便祕
功效	清熱潤腸、行氣通便

服法：早上因為「胃→結腸反射」最強，也就是吃下食物後，胃蠕動會刺激結腸蠕動，所以有便祕困擾的人，可選在早上服用，效果最佳。

藥材
決明子——3錢
枳實——1錢
厚朴——1錢

食材
綠竹筍——1支
冬瓜——200克
高湯——1杯
鹽——適量

作法

1. 藥材洗淨，裝入藥包袋中，加入沸水1杯，悶泡20分鐘後過濾藥汁備用。

2. 竹筍洗淨、去筍殼，削去纖維較粗部分，切塊備用。

3. 冬瓜洗淨、削皮、去籽，切塊備用。

4. 鍋中加入適量水及高湯，放入冬瓜、竹筍煮至熟，最後再加入藥汁及適量鹽調味即成。

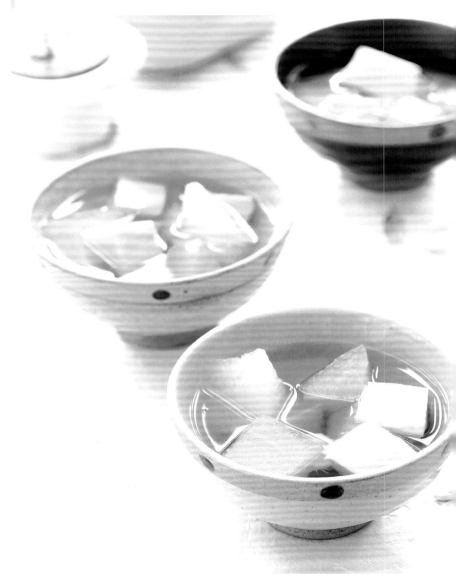

當歸燉地瓜

適用	氣血虛弱型便秘
功效	補血益氣、暖胃散寒、潤腸通便

藥材
當歸────2錢
何首烏──2錢

食材
地瓜────1個
薑片────5片
紅糖────適量

作法

1. 藥材洗淨，裝入藥包袋中備用。

2. 地瓜洗淨、削皮後切塊備用。

3. 鍋內加適量水，放入藥包袋、地瓜及薑片，小火熬煮至地瓜熟軟後，再放入紅糖即成。

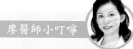

廖醫師小叮嚀

　　不要隨便到藥房購買通便劑或瀉劑、灌腸劑使用，因為會養成習慣，造成直腸肛門反射減弱等種種副作用。懷孕時，若是有胃痛、反胃、嘔吐等情形，更是不要使用通便劑。

服法：每天晨起一碗，冬天可酌增薑片，夏天可酌減薑片，或不放薑片。

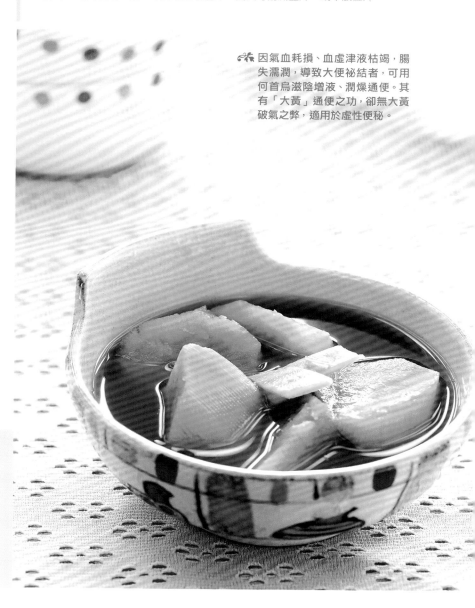

🌿 因氣血耗損、血虛津液枯竭，腸失濡潤，導致大便祕結者，可用何首烏滋陰增液、潤燥通便。其有「大黃」通便之功，卻無大黃破氣之弊，適用於虛性便秘。

腹 瀉

廖醫師診療室Q&A

Q：廖醫師，我經常拉肚子，尤其月經期間更嚴重。我準備懷孕，到時如果仍經常腹瀉，擔心胎兒無法吸收我的養分。

A：孕婦腹瀉切莫自行購買治腹瀉的成藥，因為有些治療腹瀉的藥物，有著對胎兒致畸的作用或潛在危害，都不能使用。而且腹瀉要找出原因，如果是因子宮後傾或子宮腫瘤所導致的，更是不容小覷，受孕機率會因而降低。

什麼是腹瀉

腹瀉是指大便含水量或排便頻率增加；因腸子快速蠕動，糞便通過腸子的速度比平常快，而排出鬆散、水樣、不成型的糞便，有時會有腹痛或腹部痙攣現象。

腹瀉時，會排出過多的水份和電解質，如果腹瀉無法控制，可能會導致脫水，鈉、鉀離子不平衡，營養不足，血量不足，有併發感染時甚至會發燒。

若是腹瀉持續4周以上，則屬於慢性腹瀉，常與隱藏性生理疾病有關。

腹瀉常見的原因

▌細菌或病毒感染

腸道感染型的腹瀉主要是由毒素、細菌、病毒和寄生蟲等引起腸黏膜的發炎反應，通常是突然發作的急性腹瀉。常見的有大腸桿菌、輪狀病毒、沙門氏菌、痢疾桿菌等感染。

▌飲食習慣不當

如進食過多的水果、調味品、不潔食物、飲酒過度、咖啡過量、未經處理的水等等，都有可能造成食物中毒及腹瀉。

▌心理壓力影響

壓力產生的焦慮也會引起腹瀉，這是因為神經反射造成，大腸急躁症即是其中一種。

隱藏性生理疾病

子宮後傾：子宮後傾會壓迫到腸子，造成腹瀉。尤其月經來時，腹瀉頻率增加，但是經期快結束時，就不會有這種情形產生。

子宮內部長瘤：如果月經來時不但腹瀉，且有嚴重經痛，就要注意是否因子宮內部長腫瘤，壓迫到後面腸子，致使腹瀉。

其他

小腸黏膜缺陷，吸收不良症候群(如小腸疾病、胃切除後、胰臟功能不全等)，肝臟疾病，代謝及內分泌疾病（如糖尿病、甲狀腺機能亢進），機械性阻塞（如大腸狹窄、手術）等因素均可能導致腹瀉。

腹瀉與懷孕的關係

孕期出現腹瀉最常見的原因是腸道感染、食物中毒或其他部位的病毒感染。如果出現腹瀉狀況，切莫自行購買治腹瀉的成藥，因為某些治療腹瀉的藥物，特別是抗生素類，有著對胎兒致畸的作用或潛在危害，都不能使用。

對於預備懷孕的女性，因子宮後傾或子宮腫瘤所導致的腹瀉，更是不容小覷，因為受孕機率會因而降低。

長期腹瀉，不僅對日常生活產生困擾與不便，對身體健康、精神方面更有著嚴重壓力，往往造成惡性循環。所以準備懷孕的媽媽可多選用不會刺激腸道黏膜、高蛋白、低渣的食物，且適當補充水分。

我是什麼體質的腹瀉？

☐ ♥瀉下急迫	☐ ♥腹部脹痛，按壓後更痛	☐ ◎拉肚子經常反覆發作	☐ ◎腹部脹悶，按壓後較舒緩
☐ ♥突然急性腹瀉發作	☐ ♥心口煩熱	☐ ◎稍進油膩食物，大便次數明顯增加，且便稀軟	☐ ◎面色蒼白
☐ ♥糞便色黃褐，氣味臭穢	☐ ♥口乾舌燥		☐ ◎神疲倦怠
☐ ♥肛門灼熱感	☐ ♥小便色黃短少	☐ ◎糞便稀軟甚至水瀉，常夾雜未消化物	☐ ◎頭暈心悸
			☐ ◎食慾減少

出現♥數量多者 ➡ 屬於溼熱型腹瀉 ➡ 藥膳調理 請參考p98頁
出現◎數量多者 ➡ 屬於脾虛型腹瀉 ➡ 藥膳調理 請參考p99頁

薏仁蓮子湯

適用	溼熱型腹瀉
功效	清熱利溼，升清止瀉

服法：❶ 症狀出現時每天服用 1~2 碗，服用至症狀緩解。
❷ 如遇到月經來潮，則每天服用 1 碗即可，服用至症狀緩解。

藥材

葛根——3錢
黃芩——1錢

食材

薏仁——2杯
蓮子——100公克
冰糖——少許

作法

1. 藥材洗淨，裝入藥包袋中。

2. 薏仁、蓮子洗淨，浸泡冷水3小時後，備用。

3. 將薏仁、蓮子放入電鍋內鍋中，加入5杯水，外鍋加1杯水，蒸煮至開關跳起，再放入藥包，外鍋再加入1杯水，繼續蒸煮至熟，加入適量冰糖調味即成。

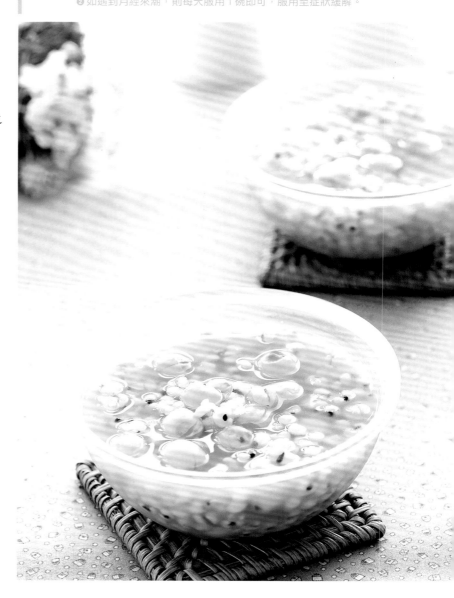

山藥粥

適用	脾虛型腹瀉
功效	健脾補氣、止腹瀉

服法：症狀出現時每天服用1~2碗，服用至症狀緩解，月經期間也可服用。

藥材
白扁豆──5錢
黨參──2錢

食材
山藥──200公克
白米──2杯

作法

1. 藥材洗淨，裝入藥包袋中。

2. 山藥去皮、洗淨，切塊備用。

3. 白米洗淨，放入電鍋內鍋中，加入5杯水，外鍋加2杯水，蒸煮成白粥。

4. 鍋中再放入山藥、藥包袋，外鍋再加入1杯水，繼續蒸煮至開關跳起，即可食用。

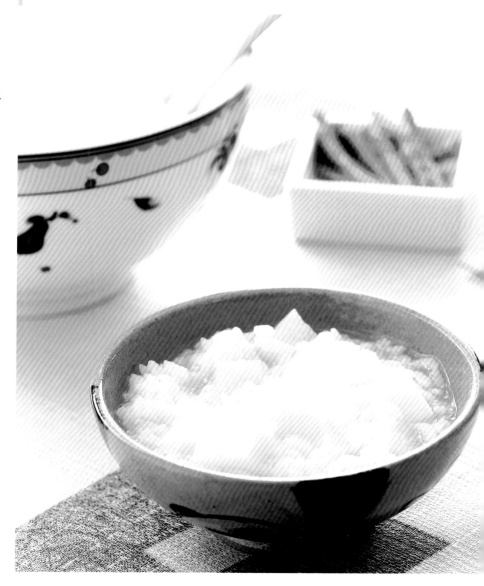

血 尿

廖醫師診療室Q&A

Q：廖醫師，我前幾天做體檢，報告單上說我有顯微血尿，可是我看尿液都沒有血色啊！

A：所謂顯微血尿就是肉眼看不到，但是用高倍視野顯微鏡可觀察到尿液中有3個以上的紅血球，表示泌尿系統有不正常的出血。

Q：那時在國外度蜜月，想趁機好好做人，沒想到出現排尿疼痛的症狀才去做檢查。

A：這就是所謂的蜜月期膀胱炎，應養成性行為前多喝水、性行為後立刻上廁所排尿的習慣。而且配合飲食藥膳調理體質，才能為懷孕做好準備。

什麼是血尿

血尿，即是體內紅血球經由尿液排出體外，隨著出血量的多寡，血尿可以是血紅色、淡紅色，甚至如正常尿液的淡黃色。一般如果用肉眼直接看到的，就是「明顯血尿」；如果是靠高倍視野顯微鏡觀察到尿液中有3個以上的紅血球，就是所謂的「顯微性血尿」。

顯微性血尿和明顯血尿，都表示泌尿系統有不正常出血，有時併發發燒、腰痛、頻尿、尿急、解尿疼痛、排尿困難等症狀，尿中有血，是身體健康的一個警訊，可能是重大的疾病導致；但是有些藥物的使用，會使尿液的顏色改變，而產生「假性血尿」，所以要小心區分。

血尿的常見原因

腎臟及泌尿生殖系統發炎

如腎絲球腎炎、膀胱炎、尿道炎、輸尿管發炎等，會因細菌刺激膀胱黏膜，造成血管充血、微血管遭破壞、黏膜變腫、排尿困難，稍一用力血管就會破裂，造成血尿。

結石

腎結石、輸尿管及膀胱結石的人，常會有血尿，且伴隨腰背部劇烈疼痛症狀。

蜜月期膀胱炎

所謂蜜月期膀胱炎也就是急性膀胱炎，主要症狀就是血尿，是因為性行為頻繁而引起的。

▌子宮內膜異位症

專司經血的子宮內膜組織，異常地長在子宮內膜層以外的地方，就是「子宮內膜異位」，除了血尿外，也常伴隨著不孕、痛經、性交疼痛、易流產等情形。

▌泌尿系統鄰近器官組織疾病

少部份血尿的原因是由於泌尿系統附近的器官有病變，因而影響泌尿系統，如子宮頸癌等，經常會引起血尿。

▌腫瘤或血管瘤

血尿最怕的是泌尿器官長腫瘤所引起，所以一旦有血尿，要盡早接受檢查。

血尿與懷孕的關係

血尿有時雖會自動消失，但是血尿的出現是健康的警示燈，不可掉以輕心，要立即接受檢查。

血尿也是子宮內膜異位症的常見症狀，常伴隨著不孕、痛經、性交疼痛、骨盆腔疼痛、懷孕後易流產等情形，臨床統計，患者又以生育年齡的女性居多，高齡生育年齡層婦女的罹患率更是日益增多。這對高齡又想孕育子女的女性來說，無異更形困難。因此，不應該掉以輕心，一定要就醫診治，儘早調理體質。

●我是什麼體質的血尿？

□ ♥突然發作	□ ♥易口舌生瘡	□ ◎病程經久不癒	□ ◎下腹悶脹但不痛
□ ♥尿血色鮮紅	□ ♥心煩	□ ◎尿血色淡或夾雜血絲	□ ◎腰脊痠痛
□ ♥尿時熱澀刺痛	□ ♥夜臥不安	□ ◎有時肉眼不見血尿，但是出現顯微血尿	□ ◎頭暈
□ ♥下腹部脹急疼痛	□ ♥口乾渴欲飲冷		□ ◎耳鳴
□ ♥小便不出	□ ♥身體發熱	□ ◎尿時無痛	□ ◎尿少而頻
□ ♥面紅目赤			□ ◎神疲乏力

出現 ♥ 數量多者 ➡ 屬於膀胱實火型血尿 ➡ 藥膳調理 請參考102頁
出現 ◎ 數量多者 ➡ 屬於陰虛火旺型血尿 ➡ 藥膳調理 請參考103頁

冰糖蓮藕

適用	膀胱實火型血尿
功效	清熱利尿、涼血止血

服法：血尿急性發作時，每天服用2碗至症狀改善。

藥材
白茅根……1兩

食材
新鮮蓮藕400公克
冰糖………適量

作法

1. 白茅根洗淨，裝入藥包袋中備用。

2. 蓮藕洗淨、削皮，切薄片。

3. 鍋中加入適量水，放入藥材，待水煮滾後放入蓮藕，小火煮熟後加入適量冰糖調味即成。

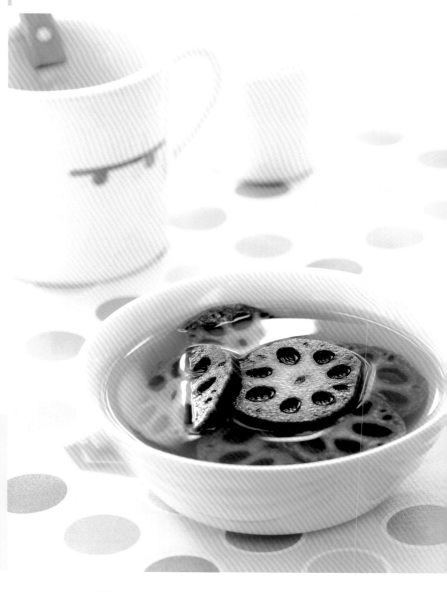

廖醫師小叮嚀

不憋尿，養成良好衛生習慣。女性大小便後的擦拭一定要由前往後擦，這樣才不會將肛門口附近的細菌帶到尿道。

甘蔗紅豆湯

適用	陰虛火旺型血尿
功效	滋陰降火、涼血利尿

服法：肉眼看不見血尿，卻有顯微血尿者，宜每天服用1碗，至顯微血尿消失。

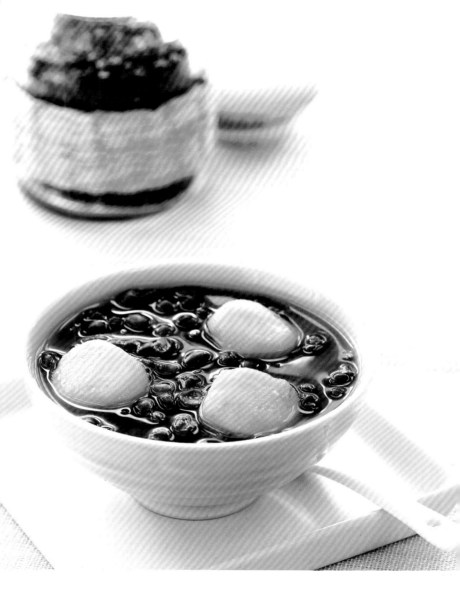

食材

荸薺──────10粒
甘蔗──────500公克
紅豆──────1杯
紅糖──────適量

作法

1. 荸薺洗淨，浸泡在熱水中，剝皮備用。

2. 紅豆洗淨，浸泡4小時備用。

3. 甘蔗洗淨、削皮，切段備用。

4. 紅豆放入電鍋內鍋中，加水4杯，外鍋加水2杯，蒸煮至開關跳起，再加入荸薺、甘蔗，外鍋再加水1杯，繼續蒸煮至開關跳起，取出甘蔗後，加入適量紅糖調味即成。

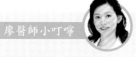
廖醫師小叮嚀

　　如果需要做尿液檢查，最好能在月經前一個禮拜，或乾淨後一個禮拜以上，才可避免月經污染，比較準確。

頻 尿

Q：廖醫師，我最近頻尿很嚴重，不到一小時就想上廁所。擔心泌尿道長期一直反覆發炎，是不是會影響受孕？

A：頻尿的原因很多，若是長期反覆泌尿道感染，的確會影響受孕，而且過度的頻尿會帶來生活上極大的不便，社交、睡眠、性生活皆會受影響。所以，準備懷孕的妳，更要提早調理體質，平日要飲用足量的水，千萬不要憋尿，飲食以清淡為主。

什麼是頻尿

頻尿是很多女性的夢魘，因為女性尿道短，加上生活緊張，及公廁的不淨或不方便，許多女性都有憋尿習慣，也就容易造成急、慢性膀胱炎或間質性膀胱炎，因而有頻尿症狀。

多久解一次小便才算頻尿？膀胱容積量約為400cc，約貯存200cc就會有輕微尿意，越接近最大容積量，尿意就會越強；一般人每次尿尿應可解300cc，會感覺很漲滿時已有400cc。如果膀胱稍有尿液存量就收縮、想排尿，就是頻尿，一般是指排尿次數頻繁（不到一小時即排尿一次），但仍需配合尿量多寡，才能斷定是那種疾病。因為頻尿和四周環境的溫、溼度，攝取水份的內容與多寡，以及是否處於緊張狀態下都有關。

頻尿常見的原因

尿道或膀胱感染發炎

各種急慢性膀胱發炎，或間質性膀胱炎等，都會因為發炎使膀胱變得非常敏感，稍有尿液就會收縮，導致頻尿，但每次只解一點點，常會伴隨排尿疼痛和灼熱不適。急性膀胱炎還會有血尿、尿道灼痛、尿急、遺尿感等現象。

結石

如膀胱結石、輸尿管結石等，都容易出現頻尿現象。

停經症候群

因體內雌激素濃度驟減，尿道上皮萎縮，停經後女性也會出現頻尿症狀。

心理性頻尿

在感到焦慮或興奮時會頻上廁所，這就是心理性頻尿。緊張神經質的人易發生，通常以女性居多。

生活環境與飲食

冬天會比較頻尿，因為冷是刺激因素，加上血液循環加速，較不流汗，尿液自然增加。

喝水習慣及內容也會影響，如喝過多濃茶、咖啡、酒等飲料，會使尿量增多。

尿失禁

尿失禁病人在潛意識裡會強迫自己常去小便，不自覺的養成頻尿習慣。

中樞神經病變

如中風、巴金森氏症、脊髓受傷等，因中樞神經有病變，無法控制膀胱，稍有尿液就會反射性地強力收縮而頻尿。

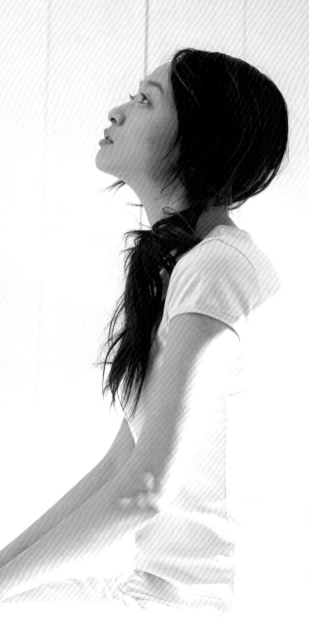

▍膀胱腫瘤

　　當血塊積在膀胱或腫瘤很大時，會有頻尿現象。

▍其它

　　有許多非泌尿科疾病有頻尿症狀，如糖尿病、高血壓、心臟病、血液循環不良、子宮內膜異位症、腦血管病變等。這種頻尿是因為尿量增加所造成。

頻尿與懷孕的關係

　　有些婦科的疾病，如子宮內膜異位、陰道或骨盆腔發炎、陰道內有異物等，也會導致頻尿，所以不要以為頻尿只是泌尿系統的問題，與懷孕無關，若是因為上述婦科疾病造成的頻尿，千萬不可輕忽，否則會影響受孕。

　　婦女的尿路障礙和骨盆底機能障礙常會同時存在，長期頻尿可能會有骨盆底鬆弛，子宮脫垂，陰部裂開等症狀，會影響受孕的機率與環境。

　　至於懷孕後會頻尿是屬於正常的現象，不須太過於緊張，因為子宮及成長的胎兒會壓迫到膀胱，加上黃體素分泌增加，會對膀胱的收縮功能產生影響，產生頻尿。

　　但是孕婦如果頻尿，又合併其他不適症狀，如尿急、腹痛、背痛、解尿疼痛、灼熱感，或是產生血尿，就要特別注意，可能是膀胱發炎或腎臟水腫，要儘早就醫治療，保護自身及胎兒的安全。

●我是什麼體質的頻尿？

☐	♥尿意頻急但小便量少	☐	◎尿頻量少、小便滴瀝且尿不乾淨
☐	♥咳嗽或談笑時易發生漏尿	☐	◎夜尿頻繁、半夜起來3次或以上
☐	♥小腹有下墜脹感	☐	◎會發生小便失禁
☐	♥倦怠氣短	☐	◎畏寒肢冷
☐	♥有時伴有脫肛	☐	◎腰膝痠軟無力
☐	♥子宮下垂		

出現♥數量多者 ➡ 屬於肺脾虛弱、膀胱失約型頻尿 ➡ 藥膳調理　請參考107頁
出現◎數量多者 ➡ 屬於腎陽不足、下元虛冷型頻尿 ➡ 藥膳調理　請參考108頁

南瓜山藥鮮奶湯

服法：每天早晚各服用1碗。

適用	肺脾虛弱、膀胱失約型頻尿
功效	温肺健脾、益氣固攝膀胱

食材

南瓜────200公克
山藥────200公克
鮮奶────250cc
雞湯塊──1塊
鹽──────少許

作法

1. 南瓜洗淨、削皮，切塊，煮熟，磨成泥狀。

2. 鍋內加入適量水，煮滾後放入雞湯塊煮溶，接著加入南瓜、山藥、鮮奶，煮約10分鐘後，加入少許鹽調味即可。

廖醫師小叮嚀

　　平日就要飲用足量的水，一日要2500cc以上。因為發炎造成頻尿時，更應該要多喝水，才能將細菌沖刷出體外，最好超過3000cc。但液體的攝取，應盡量維持在白天。

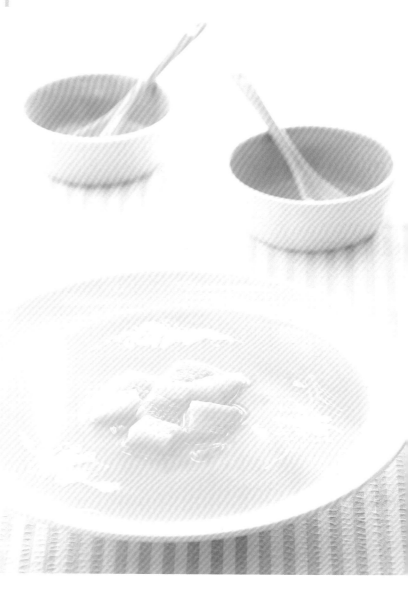

栗子糯米粥

服法：每天早晚各服用1碗。

適用	腎陽不足、下元虛冷型頻尿
功效	溫腎助陽、補下焦元氣、固攝縮泉

藥材
益智仁——2錢
桑螵蛸——1錢

食材
核桃仁——50克
栗子——10顆
糯米——1杯
冰糖——適量

作法

1. 藥材洗淨，裝入藥包袋中放入小鍋內加水2杯，小火煎煮成1杯備用。
2. 糯米洗淨，浸泡一夜後備用。
3. 核桃仁洗淨，剝成小塊備用。
4. 栗子洗淨，泡熱水軟後去皮。
5. 糯米放入電鍋內鍋中，加水5杯，外鍋加水1杯，蒸煮至開關跳起，再加入核桃仁、栗子、藥汁，外鍋再加水1杯，蒸煮至熟，最後放入冰糖適量即成。

廖醫師小叮嚀

　　飲食應以清淡為主，過鹹的食物會造成腎臟負擔，刺激性食物、酒、咖啡、茶、可樂等，宜避免。

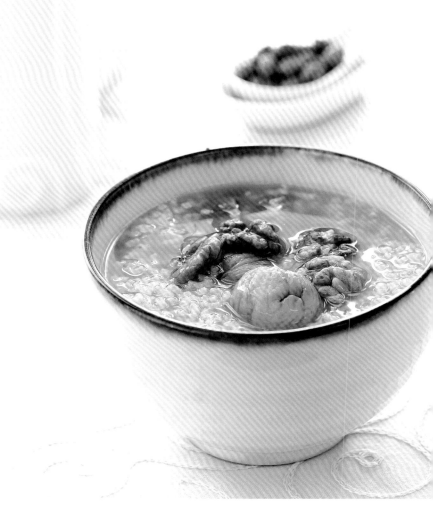

孕前骨骼‧皮膚‧ 精神系統調養

要做個漂亮的孕婦，從孕前就開始要做好肌膚保養，加強保濕調理，保持心情愉快、睡眠充足、規律生活，能讓妳在懷孕的過程中，減輕皮膚不適帶來身體和心理上的困擾，準備做個水噹噹的準媽媽！

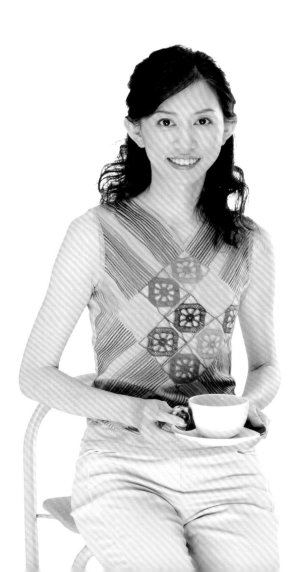

用心調理，內外水噹噹

骨骼系統與準備懷孕的關係

長期有腰酸背痛狀況的女性，在懷孕後挺著一個大肚子，體重增加，腰椎姿勢過度後挺，加上懷孕時會分泌鬆弛素，使得全身韌帶變得較鬆，尤其是薦椎與骨盆相接的關節處；此時如果姿勢不良或活動過度，很容易導致腰痠背痛。

要避免孕期腰痠加劇，在準備懷孕前就要開始以藥膳調理身體，並配合做腹肌訓練、下背肌延展及強化肌肉力量等運動，並且控制體重增加，注意坐姿及站姿，不要讓腰椎負擔加大。

要提醒準備懷孕的女性，腰痠背痛並非單純的背部肌肉疼痛或骨頭、神經受損所致，許多身體其它方面的疾病，也會透過腰痠背痛發出警訊。特別是很多婦科疾病：如慢性輸卵管炎、子宮頸炎、子宮內膜異位症、子宮肌瘤等，也會有腰背痠痛的症狀；這些都有可能影響受孕，因此在孕前應該診治好這些婦科疾病，才能順利受孕。

皮膚系統與準備懷孕的關係

懷孕後肌膚往往會出現惱人狀況，如長痘痘或皮膚變黑等，這是因為懷孕及哺乳期間，荷爾蒙分泌與身體會產生微妙變化，因而刺激皮脂腺分泌旺盛，皮膚變得較容易出油，長痤瘡。

在懷孕過程中，會因內分泌突然變化，或因胎兒的細胞循環至母體，而產生孕婦濕疹。此外，也會因寶寶快速成長，讓肚皮承受較多張力，而在腰部或腹部出現乾癢症狀。若是因為搔抓引起續發性細菌感染，嚴重可能引起敗血症，威脅到孕婦和胎兒生命，不可不慎。

要做個漂亮的孕婦，從孕前開始就要做好肌膚保養，如防曬、徹底清潔、加強保濕滋潤、儘量避免接觸會導致過敏的外在因素，更要配合藥膳體質調理，保持心情愉快、睡眠充足、規律生活，能讓妳在懷孕的過程中，減輕皮膚不適帶來身體和心理上的困擾與潛在性感染。

精神系統與準備懷孕的關係

長期失眠，會造成身體免疫功能下降、抵抗力變差，各種疾病也易接踵而來。在婦科方面尤其易感染黴菌或病毒，形成念珠菌感染、皰疹等病症，而且生理時鐘因失眠打亂時，會抑制排卵，造成荷爾蒙分泌失調，使得月經延遲與經期紊亂，這些都會影響受孕，因此準備懷孕的婦女，不可輕忽失眠的問題。

另外，焦慮的情緒不但會危害女性自身健康，在懷孕後，由於身體內分泌系統處於變動中，再加上對胎兒健康、自身妊娠期的生理變化、分娩疼痛和孩子性別等等過度擔心，更是容易導致焦慮，嚴重時會出現情緒不穩、衝動、失眠、行為異常等妊娠焦慮症。對胎兒會產生極為不利的影響，可能影響胎兒發育，也有可能影響寶寶出生後的智力發展，或導致胎兒畸形甚至流產。

在孕前和孕期，除了生理上要做好懷孕的準備，心理上更要做好懷孕準備，平時藥膳調養，再配合充足的睡眠，和適當的運動，適時的紓壓，才能保持情緒的自然平穩。所以多一份用心，隨時注意自己的身心狀況，可說是孕育一個健康寶寶的基礎，也會讓孕期及生產過程的不適，盡量遠離！

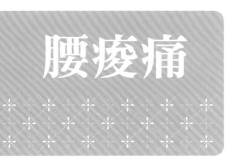

腰痠痛

廖醫師診療室Q&A

Q：廖醫師，我最近腰痠老毛病又犯了，從第一胎到現在都沒好，懷第二胎會更嚴重嗎？

A：要避免孕期腰痠，在準備懷孕前就要開始以藥膳調理身體，並配合作腹肌訓練、下背肌延展及強化肌肉力量等運動，才能為懷孕做好準備。

什麼是腰痠痛

現今的生活形態大多是久坐或久站，背部要承受的壓力很大，因此在腰背保健沒有做好的情況下，又受到各種不同的創傷或退化性因素影響，腰痠背痛成為一種流行普遍的文明病。腰痠症狀輕微時，感覺從肋骨下緣到骨盆之間的區域痠麻，嚴重時甚至會痛到直不起腰而無法走路。

腰痛只是一種症狀，是一種由不同原因所造成的結果，腰椎及周圍的軟組織，包括肌肉、韌帶、肌腱、骨膜、椎間盤的病變，刺激周圍的神經末梢產生疼痛，有少數會沿著腰椎神經根的分佈，疼痛反射到臀部、大腿後側，甚至到小腿，嚴重時還會伴隨神經感覺或運動功能的喪失。

腰痠痛常見的原因

▌因骨骼肌肉關節本身疾病

日常生活中的活動不正確，運動傷害，或因工作壓力大、腰背肌肉長期緊繃，是引發腰痠背痛的主因。

這些都會造成腰部肌肉、韌帶扭拉傷、腰背肌筋膜炎、腰椎彎曲、椎間盤突出、退化性關節炎、脊椎脫滑症、脊椎椎管狹窄等。

▌全身性疾病

包括骨腫瘤、惡性腫瘤轉移、發炎性脊椎關節炎、骨質疏鬆、脊椎骨折、僵直性脊椎炎，或新陳代謝異常、細菌感染等也會引起腰痠背痛。

■ 其他器官疾病

如主動脈瘤、泌尿道疾病、腸胃道疾病、婦科疾病、腎臟疾病等，疼痛也會轉移到腰背。

特別要提的是，女性罹患慢性輸卵管炎、子宮頸炎等骨盆腔炎症，或有子宮內膜異位症、子宮肌瘤、子宮後傾等會有痛經現象的婦女，都伴隨有腰痠背痛的症狀。

腰痠痛與懷孕的關係

長期有腰痠背痛狀況的女性，在懷孕後挺著一個大肚子，體重增加，腰椎姿勢過度後挺，腰痠背痛的狀況會更加嚴重。

懷孕時會分泌鬆弛素，使得全身韌帶變得較鬆，尤其是薦椎與骨盆相接的關節處。此時如果姿勢不良或活動過度時，就很容易形成關節炎，導致腰痠背痛。

要避免孕期腰痠，在準備懷孕前就要開始以藥膳調理身體，並配合作腹肌訓練、下背肌延展及強化肌肉力量等運動，孕期也要持續作中低強度運動，控制體重增加，注意坐姿及站姿，不要讓腰椎負擔加大。

要提醒準備懷孕的女性，腰痠背痛並非單純的背部肌肉疼痛或骨頭、神經受損所致，許多身體其它方面的疾病，也會透過腰痠背痛發出警訊。特別是很多婦科疾病：如慢性輸卵管炎、子宮頸炎、子宮內膜異位症、子宮肌瘤等，也會有腰背痠痛的症狀；這些都有可能影響受孕，因此在孕前應該診治好這些婦科疾病。

我是什麼體質的腰痠痛？

☐ ♥腰痠痛持續1個月或以上	☐ ♥下肢痠軟無力，不耐久站多走	☐ ◎腰痠痛突然發作	☐ ◎頭重昏沉
☐ ♥初起覺得腰部痠軟乏力，痛時隱隱作痛，並不劇烈，勞力活動後痠痛加劇	☐ ♥頭暈，耳鳴	☐ ◎痛時腰背僵硬，轉動俯仰不利	☐ ◎下半身腫脹
	☐ ♥倦怠無力	☐ ◎痛處覺冷，遇到陰寒溼冷天氣更嚴重	☐ ◎身體關節常覺痠痛腫脹
	☐ ♥畏寒怕冷	☐ ◎腰部重脹感	
	☐ ♥頻尿		

出現♥數量多者 ➡ 屬於腎虛腰痠痛 ➡ 藥膳調理　請參考114頁
出現◎數量多者 ➡ 屬於寒濕腰痠痛 ➡ 藥膳調理　請參考115頁

杜仲豬腰湯

適用	腎虛腰痠痛
功效	補肝腎、強筋骨、益腰膝

服法：每隔 1 天服用 1 次，服用至月經來潮。

藥材
炒杜仲──3錢
補骨脂──2錢
枸杞子──3錢

食材
豬腰──1個
生薑──3片
米酒──少許
麻油──少許
鹽──少許

作法

1. 藥材洗淨，裝入藥包袋中，放入小鍋內加2碗水，以小火煎煮至1碗，過濾藥汁備用。

2. 豬腰切半，除去筋膜、洗淨，泡水半小時、瀝乾，沖洗去除腥味，切成腰花狀備用。

3. 鍋內倒入麻油，熱鍋後，放入薑片爆炒後，再倒入藥汁、米酒，煮沸後放入腰花，均勻拌炒至熟，加入鹽調味即可。

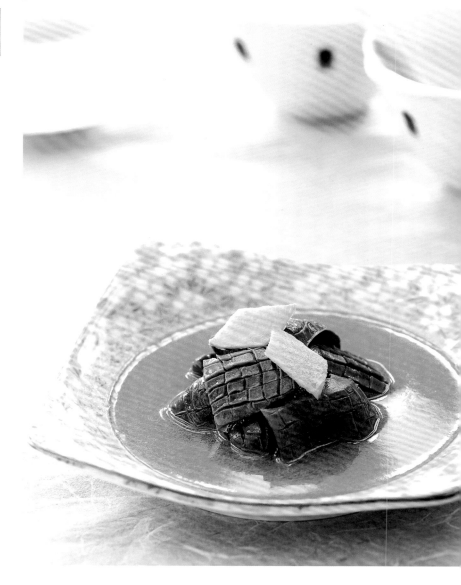

山藥排骨湯

適用	寒濕腰痠痛
功效	祛風除濕、散寒止痛

服法：每隔1天服用1碗，服用至月經來潮。

藥材

獨活————2錢
桑寄生———2錢
乾薑————1錢

食材

生山藥——300公克
豬小排骨 200公克
鹽————適量

作法

1. 藥材洗淨，裝入藥包袋中，備用。

2. 小排骨洗淨，川燙後備用。

3. 山藥去皮、洗淨，切塊備用。

4. 電鍋內鍋中加入5碗水，外鍋加2杯水，放入豬小排骨及藥包袋，蒸煮至開關跳起，再放入山藥，外鍋再加入1杯水，繼續蒸煮至開關跳起，最後放入適量鹽調味即成。

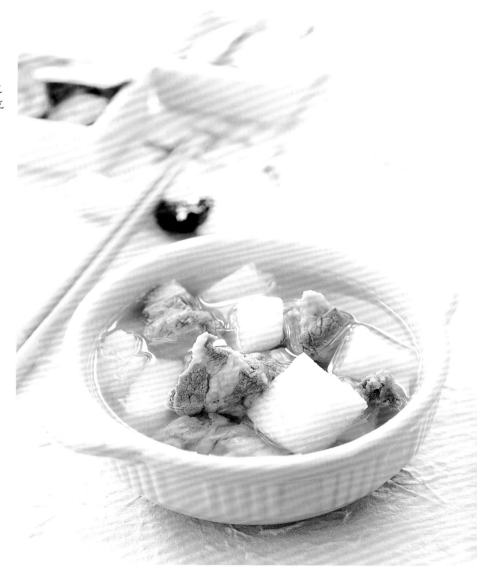

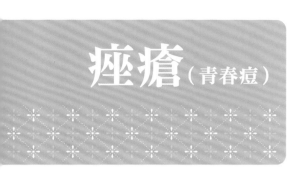
痤瘡（青春痘）

Q：醫生，我最近下巴和嘴邊長好多痘痘啊！

A：妳最近壓力很大喔！

Q：是啊！我婆婆一直催我懷孕，但我和老公每天工作都忙得要命，根本沒時間懷孕。想想，現在皮膚就這麼差了，懷孕時會不會變得更糟糕？

A：放輕鬆，先把自己的皮膚狀況調理好，才能當個美麗孕婦。

什麼是痤瘡

痤瘡俗稱「青春痘」，是一種毛囊皮脂腺發炎疾病。多發於青春期男女，但是仍有12%的族群，成年後仍然會反覆出現難以消退的痘痘，以女性居多，這種痤瘡又稱為「成人壓力痘」。皮損型態以粉刺、丘疹、膿皰、結節、囊腫及瘢痕為特徵。

一般成年人的痤瘡，好發於臉部U字部（包括嘴巴周圍、下巴、下顎，甚至脖子都會出現）而青春期發的痤瘡，好發於額頭、鼻子等臉部T字部位。

痤瘡常見的原因

▌皮脂腺分泌旺盛

可能是燥熱體質、荷爾蒙變化（如月經前7~10天）所引起的，另外。喜歡吃高脂、高糖、辛辣刺激、油炸、燒烤等食物的人也容易長痘痘。經常熬夜、睡眠不足的考生或上班族也容易因為心理壓力而長痘痘，或是服用某些藥物所引起的副作用。

▌毛孔阻塞，毛孔開口處角化

當皮膚沒有徹底清潔、使用油性保養品，或化妝品塗抹得太厚，這些都會使毛孔阻塞也會長痘痘。建議要正確做好臉部的清潔，每天應使用中性肥皂或使用能抑制痤瘡桿菌功能的弱酸性潔膚品洗臉，一天至少兩次；但記住千萬不可用力擦洗或過度按摩，避免過度刺激皮膚，使痤瘡更加嚴重。

痤瘡桿菌的作用

痤瘡桿菌是一種存在皮脂腺的細菌，會把多餘的皮脂分解成游離脂肪酸，刺激毛囊而引起發炎；若用不乾淨的手擠壓，會使發炎情況更加嚴重。

痤瘡與懷孕的關係

平常肌膚狀況還不錯的人，在懷孕後都會發現皮膚出現惱人的狀況，如長痘痘或皮膚變黑等，而肌膚本來就容易長痤瘡的人，在懷孕後更易有痤瘡惡化情形。

這是因為懷孕期間，荷爾蒙產生變化，刺激皮脂腺分泌旺盛，皮膚變得較容易出油，在壓力過大、睡眠不足時，更是容易發生。

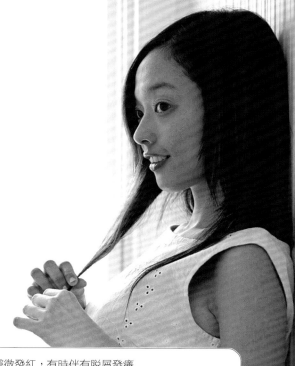

我是什麼體質的痤瘡？

☐ ♥皮膚油膩潮紅	☐ ◎皮膚微發紅，有時伴有脫屑發癢
☐ ♥痘痘型態以膿皰為主，易反覆發作，經久不消，並且變成黃豆大的柔軟腫塊，破潰可見膿血	☐ ◎痘痘型態以粉刺為主，易反覆發作
☐ ♥痘痘局部疼痛	☐ ◎痘痘不會疼痛
☐ ♥膿皰破潰後或吸收後會遺留有暫時性色素沉澱，甚至造成凹陷性瘢痕	☐ ◎較不會遺留有色素沉澱，也不會造成凹陷性瘢痕

出現♥數量多者 ➡ 屬於熱毒內蘊型痤瘡 ➡ 藥膳調理 請參考118頁

出現◎數量多者 ➡ 屬於肺經風熱型痤瘡 ➡ 藥膳調理 請參考119頁

藥膳調理孕美麗

豆豉苦瓜湯

適用	熱毒內蘊型痤瘡
功效	清熱解毒、消炎除膿

服法：❶ 症狀嚴重時，每天早晚服食 1 碗。
　　　❷ 症狀穩定時，隔天服食 1 碗。

藥材

金銀花⋯⋯1 錢
蒲公英⋯⋯1 錢
生甘草⋯⋯1.5 錢

食材

苦瓜⋯⋯⋯1 條
豆豉⋯⋯⋯2 大匙
鹽⋯⋯⋯⋯適量
糖⋯⋯⋯⋯適量

作法

1. 上述藥材洗淨，裝入藥包袋裡，放入保溫杯中。

2. 倒入 2 碗半沸水，悶蓋 15 分鐘，取藥汁備用。

3. 苦瓜洗淨，去籽及白色內膜，切成塊狀備用。

4. 將苦瓜、豆豉、鹽、糖及藥汁攪拌後放入電鍋內，外鍋倒入 1 杯水，蒸熟後即可食用。

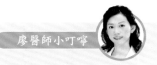

廖醫師小叮嚀

飲食要均衡、清淡，可多喝水、多吃新鮮蔬菜水果。少吃甜食及高脂、辛辣刺激食物，也要避免飲酒。

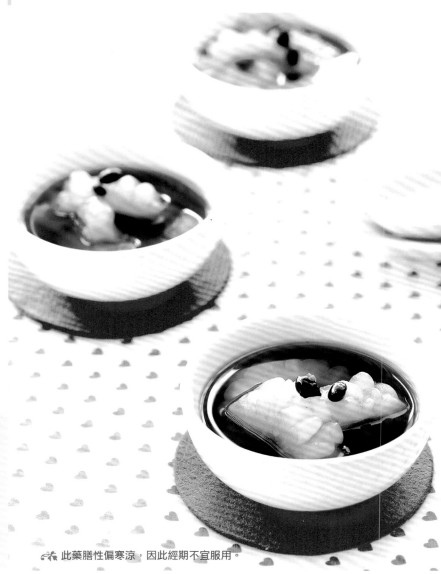

此藥膳性偏寒涼，因此經期不宜服用。

清熱綠豆湯

適用	肺經風熱型痤瘡
功效	透疹散風、清熱消瘡

服法：❶ 症狀嚴重時，每天早晚服食1碗。
❷ 狀況穩定時，隔天服食1碗。

藥材
荊芥⋯⋯1錢
防風⋯⋯1錢
薄荷⋯⋯0.5錢

食材
綠豆⋯⋯300g
冰糖⋯⋯適量

作法

1. 上述藥材洗淨，裝入藥包袋裡，放入保溫杯中。

2. 加入2碗熱水，悶蓋10分鐘，取出藥汁備用。

3. 綠豆洗淨，浸泡冷水1小時，瀝乾水分。

4. 將綠豆放入鍋中，煎煮至綠豆熟爛，最後加入藥汁及冰糖攪拌即可。

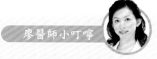

廖醫師小叮嚀

千萬不要用手擠壓痤瘡，這會使痤瘡更嚴重，甚至留下嚴重的疤痕及色素沉澱。

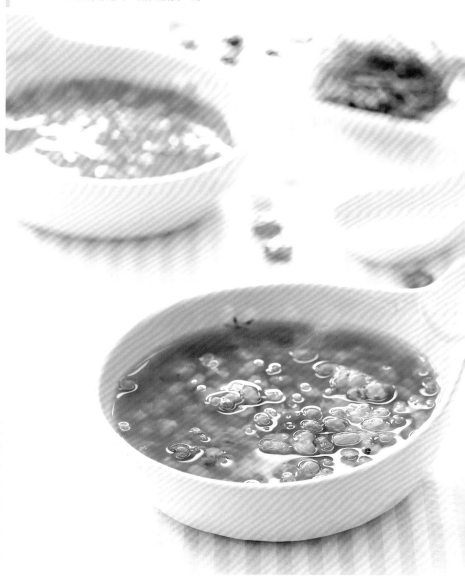

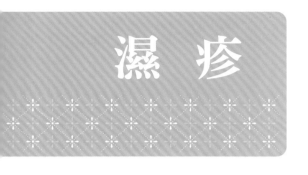

濕疹

Q：醫師，最近全身皮膚很癢，起了好多紅色小疹子，現在服用抗生素控制，皮膚科醫師要我先避孕，否則可能導致胎兒不健康。

A：妳的情況應該是濕疹，因為續發性感染導致發炎，所以才需要服用抗生素？

Q：我的症狀反反覆覆，吃藥時改善，停藥就復發，怎麼辦？

A：治療濕疹，除了避免外在因素的刺激，更需重視內在的調理，如此才不會發作。

什麼是濕疹

濕疹是一種反覆發作的過敏性皮膚病，任何年齡均會發生，一年四季都可發病。身體表面任何部位均可被侵犯，但好發於小腿、肘窩部、膝窩部、陰道、肛門周圍、肚臍窩、乳頭周圍、頭面部及外耳等。

根據皮疹表現不同，臨床可分為急性、慢性期。

濕疹常見的原因

外因性溼疹

因某些物質或化學品刺激皮膚產生過

溼疹臨床分期表

臨床分期	病　　程	皮膚損傷型態
急性期	發病急驟。	皮膚顏色暗淡，有色素沉著，多呈乾性，粗糙肥厚，狀如苔蘚，觸摸起來像皮革，可伴有少量丘疹、抓痕、脫屑、或是硬化、結痂，搔癢劇烈，尤其晚上就寢或情緒緊張時易出現陣發性搔癢加劇。
慢性期	病程日久纏綿，多因濕疹反覆發作，逐漸演變而成。	皮膚潮紅、腫脹、灼熱，呈片狀紅斑，接著出現丘疹、水泡，水泡破潰後易受到感染，造成皮膚糜爛滲液不斷，甚則黃水淋漓，粘而有腥味，乾燥後形成略黃的結痂，搔癢不堪。

敏反應所致，如金屬、皮革、化妝保養品、香水、清潔劑、橡膠、含鎳首飾、塵蟎、花粉、藥物等，都可能是造成濕疹的禍首。

內因性溼疹

受基因或遺傳的影響而發病，或因先天性體質，甚至心理上、情緒上的不安都會導致皮膚濕疹症狀加劇。其他如消化系統障礙，神經功能障礙，體內遭受細菌、黴菌或病毒感染，內分泌代謝混亂，血液循環障礙，靜脈曲張，營養缺乏，肝功能失調等，均可能是濕疹發病的內在因素。

濕疹與懷孕的關係

在懷孕的過程中，會因內分泌突然變化，或因胎兒的細胞循環至母體，而產生孕婦濕疹。此外，在懷孕四、五個月或懷孕後期時，也會因寶寶快速成長，讓肚皮承受較多張力，而在腰部或腹部出現乾癢症狀。

濕疹導致的皮膚搔癢，常使得孕婦情緒煩躁不穩定，也會影響睡眠品質；若是因為搔抓引起續發性細菌感染，嚴重可能引起敗血症，威脅到孕婦和胎兒生命，不可不慎。

本身有濕疹體質的女性，在準備懷孕時，就要儘量避免接觸會導致過敏的外在因素，加上內在體質的調理，配合日常生活的調整（洗澡、穿衣、飲食、睡眠等方面），能讓妳在懷孕的過程中，減輕皮膚不適帶來身體和心理上的困擾與潛在性感染。

我是什麼體質的濕疹？

☐ ♥皮膚潮紅、腫脹、灼熱，呈片狀紅斑	☐ ♥往往因劇癢而搔抓，而使範圍擴大	☐ ◎皮膚顏色暗淡，有色素沉著	☐ ◎可伴有少量丘疹、抓痕、脫屑、或是硬化、結痂
☐ ♥有時出現丘疹，水泡，造成皮膚糜爛滲液不斷，甚則黃水淋瀝，粘而有腥味	☐ ♥食慾不振	☐ ◎多成乾性，粗糙肥厚，狀如苔蘚，觸摸起來像皮革	☐ ◎搔癢劇烈，尤其晚上就寢或情緒緊張時易出現陣發性搔癢加劇
	☐ ♥口乾，心煩	☐ ◎面色蒼白	
	☐ ♥身體發熱		
	☐ ♥胸悶，腹脹		

出現♥數量多者 ➡ 屬於濕毒熱盛型濕疹 ➡ 藥膳調理 請參考122頁
出現◎數量多者 ➡ 屬於血虛風燥型濕疹 ➡ 藥膳調理 請參考123頁

冬瓜薏仁湯

適用	濕毒熱盛型濕疹
功效	清熱解毒、利濕止癢

服法：❶ 症狀嚴重時，每天早晚服食1碗。
❷ 症狀穩定時，隔天服食1碗。

藥材
白蘚皮——1錢
地骨皮——1錢
茯苓——2錢

食材
冬瓜——半斤
薏仁——200g
鹽——少量

作法

1. 上述藥材洗淨，裝入藥包袋裡。

2. 冬瓜洗淨，留皮去籽，切成塊狀備用。

3. 薏仁洗淨，放入電鍋內鍋裡，加入3碗水，外鍋加1碗水，蒸煮至薏仁爛熟。

4. 將煮熟的薏仁、切塊的冬瓜、藥包袋一起放入鍋內，加入適量水，大火煮開後轉成小火，燉煮至冬瓜熟，最後放入少量鹽調味即可。

廖醫師小叮嚀

　　貼身衣服經常接觸摩擦皮膚，應選擇寬鬆柔軟、透氣吸汗的棉織品，避免毛料及尼絨化纖衣物。晚上睡覺時也應避免用毛毯當蓋底層，容易刺激皮膚引起過敏癢感。

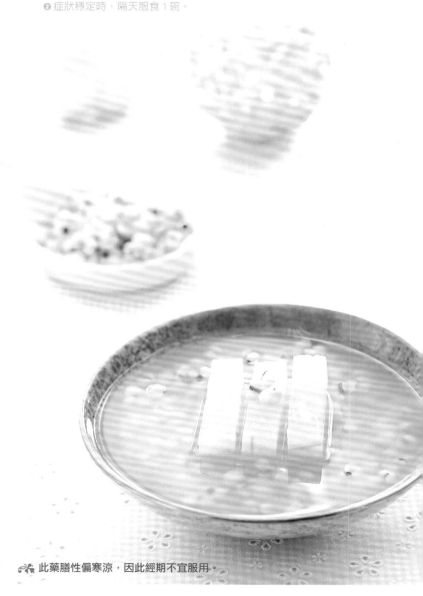

 此藥膳性偏寒涼，因此經期不宜服用。

蓮子木耳湯

適用	血虛風燥型濕疹
功效	養血潤膚

服法：❶症狀嚴重時，每天早晚服食1碗。
　　　❷症狀穩定時，隔天服食1碗。

藥材

玉竹————2錢
紅棗（去籽）
————————10顆

食材

蓮子————10粒
白木耳——1兩
冰糖————適量

作法

1. 上述藥材洗淨，紅棗去籽劃開備用。

2. 蓮子洗淨去蕊，備用。

3. 白木耳洗淨加水浸泡，備用。

4. 將上述藥、食材放入鍋內，加入3碗水，置入電鍋裡，外鍋加1杯水，蒸熟後即可食用。

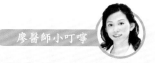

廖醫師小叮嚀

　　濕疹發作時，切忌用指甲搔抓，否則破皮後易引起細菌感染，可用手輕拍代替抓搔，也可用浸了涼水的毛巾冷敷來化解癢感。

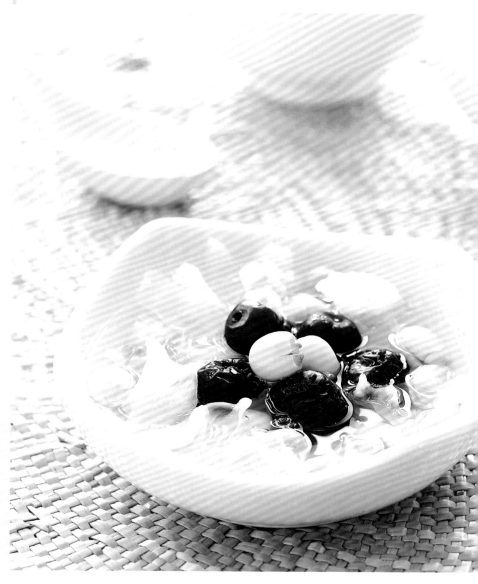

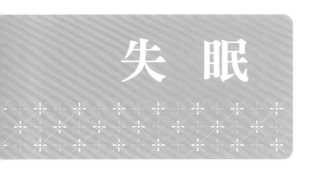

Q：廖醫師，我最近都睡不好，導致白天精神不振，又因為打算懷孕，不敢自行服用安眠藥，卻發現經期已經延後3個禮拜都沒來，但也沒有懷孕，婦產科醫師說我是荷爾蒙失調，該怎麼辦？

A：壓力愈大就愈不好睡，生理時鐘因失眠打亂，再加上焦慮緊張，可能會抑制排卵，造成荷爾蒙分泌失調，使月經延遲。所以準備懷孕的妳，一定要先調理好失眠的病症。

什麼是失眠

失眠是一種睡眠紊亂，也是一種睡眠被干擾的症狀。其症狀包括下列幾種問題，如：超過半小時難以入睡，入睡後半夜醒來，醒後難再入眠，睡眠中斷，醒來後覺得沒有睡夠，醒後無法感到精神飽滿等睡眠品質不好的狀況。

失眠患者會發生以下日間功能障礙：白天精疲力竭，記憶力衰退，注意力無法集中，而且容易發怒，焦躁不安，頭痛，肌肉痠痛等情況；嚴重時更會造成憂鬱症，心臟血管疾病，行為障礙等後遺症。無論有沒有其他身體疾病因素，都會摻雜某些心理和行為的因素，而導致失眠的持續或惡化。

失眠常見的原因

身體疾病引起

發燒、疼痛、搔癢、氣喘、關節炎等，都會引起失眠。

精神心理壓力引起

精神壓力過大、焦慮、恐懼、抑鬱、興奮、緊張、敏感、激動、激烈心理衝擊、高度腦力勞動者，都是造成失眠常見的原因。

生理時鐘週期受到干擾

睡眠和清醒是由腦部生理時鐘的機轉所控制，生理時鐘週期受到干擾也會導致失眠。如跨時區旅行、輪班工作等。

飲食因素

含咖啡因的濃茶、咖啡或含酒精的飲料、興奮性飲料、睡前過飽或饑餓。

藥物使用副作用

類固醇、過量的甲狀腺補充劑、感冒藥中的解充血劑、降血壓藥、提神藥物等，都有失眠的副作用。濫用安眠藥或興奮藥也會造成失眠。

不良睡眠習慣

睡前忙著處理公事或激烈運動，都會使精神亢奮無法入睡。

睡眠環境因素

強光、太熱、太冷、通風不良、吸血昆蟲的騷擾、不舒服的寢具、對自然災害的恐懼、害怕鬼神等。

其他較少見原因

睡眠呼吸暫止症，腿部不寧症候群，夜間肌陣攣等。

失眠與懷孕的關係

因為睡眠有修復受損細胞與免疫功能的作用；長期失眠，會造成身體免疫功能下降、抵抗力變差，疾病也易接踵而來。

在婦科方面尤其易感染黴菌或病毒，形成念珠菌感染、皰疹等病症，而且生理時鐘因失眠打亂時，會抑制排卵，造成荷爾蒙分泌失調，使得月經延遲與經期紊亂等症狀。對於準備懷孕的婦女，不可輕忽失眠造成的影響。

我是什麼體質的失眠？

□ ♥不易入睡	□ ♥頭暈目眩	□ ◎心煩失眠	□ ◎噁心、噯氣痰多
□ ♥睡中多夢易醒、醒後難以入眠	□ ♥困倦乏力	□ ◎常做惡夢、易驚醒	□ ◎性情急躁、情緒暴躁
	□ ♥食慾差、飲食無味	□ ◎口苦、口乾	
□ ♥心悸	□ ♥面色萎黃	□ ◎胸悶煩熱	

出現♥數量多者 ➡ 屬於氣虛血少型失眠 ➡ 藥膳調理 請參考126頁
出現◎數量多者 ➡ 屬於痰熱擾心型失眠 ➡ 藥膳調理 請參考127頁

龍眼糯米粥

服法：睡前3小時服用1碗。

適用	氣虛血少型失眠
功效	補養心脾、養血安神

藥材
酸棗仁——3錢
遠志———1錢

食材
龍眼肉（桂圓乾）
————50克
黑糯米——1杯
紅糖———適量

作法

1. 藥材洗淨，裝入藥包袋中放入小鍋內加2碗水，小火煎煮成1碗，過濾成藥汁備用。

2. 黑糯米洗淨，浸泡4小時備用。

3. 龍眼乾洗淨，備用。

4. 黑糯米放入電鍋內鍋中，加6杯水，外鍋加3杯水，蒸煮至開關跳起，再加入藥汁及龍眼乾，外鍋再加半杯熱水，繼續蒸至開關跳起，最後加入紅糖調味即成。

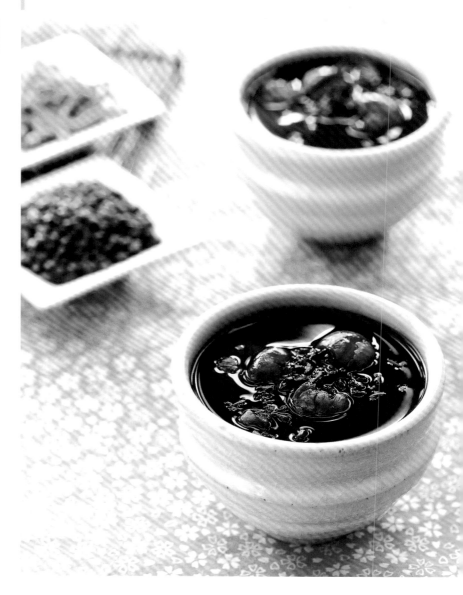

百合蓮子燉肉湯

服法：睡前3小時服用1碗。

適用	痰熱擾心型失眠
功效	化痰清熱、寧心安神

藥材
竹茹————2錢
陳皮————2錢

食材
新鮮百合200公克
蓮子————10粒
豬肉————200公克
蔥、米酒、鹽
————少許

作法

1. 藥材洗淨，裝入藥包袋中，加入沸水1碗，燜泡20分鐘，取藥汁備用。

2. 新鮮百合洗淨，剝瓣備用。

3. 蓮子洗淨去心，泡2小時備用。

4. 鍋內加適量水，放入蓮子，小火煎煮15分鐘後，放入百合、豬肉、藥汁，小火燉煮至肉熟，最後加入蔥、米酒、鹽調味即成。

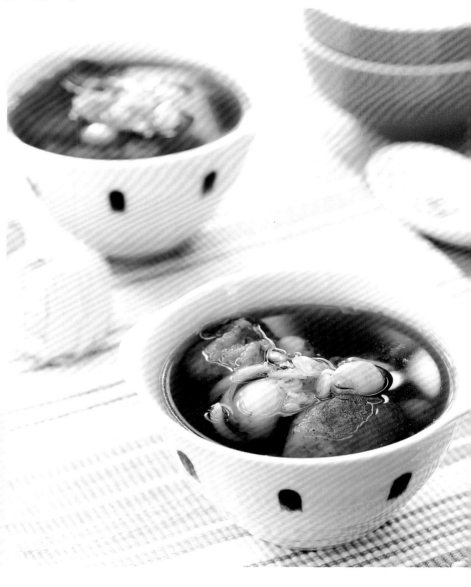

廖醫師小叮嚀

穴道按摩、音樂治療、瑜伽、精油、運動、打坐、深呼吸等都是很好的紓解壓力方法，也有助於減輕失眠症狀。切忌未經醫師診斷開立處方就自行服用安眠藥、鎮靜劑。

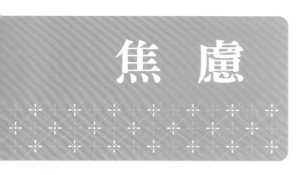

焦 慮

Q：廖醫師，我前陣子流產2次，想好好調養身體，再準備懷孕，可是近幾個月常覺得心跳很快，胸悶，吸不上氣，要不要緊？

A：妳最近是不是有什麼壓力？

Q：我婆婆一直催我懷孕，但是我先生看我身體不是很好，怕會影響胎兒健康，對懷孕是又期待又怕受傷害。

A：孕前過度焦慮，會影響受孕機率，懷孕後焦慮，對胎兒也會產生極為不利的影響，所以，平時藥膳調養，配合充足的睡眠，適當的運動，適時的舒壓，才能保持情緒的自然平穩。

什麼是焦慮

所謂焦慮，是指一個人面臨危機狀況或面對心理挫折時，因困難、壓力所呈現的不安、焦慮、緊張、生氣、敏感、易怒等情緒障礙所發展而成的心理症狀。

焦慮程度很高時，因交感神經系統過度興奮，會促進腎上腺素分泌，生理上還會產生劇烈變化，如心跳快速、呼吸急促、出汗、顫抖、頭昏、口乾舌燥、肌肉痠痛等。

焦慮症是繁雜的今日社會所引起的文明病，是一種面對壓力的正常反應，工作壓力、人際關係、經濟問題等，都會讓人或多或少有些焦慮與緊張的感覺，如果是一種暫時性的反應，並不需太過在意。但是這種不安的程度，若一直持續且嚴重到會使本人覺得很難受，明顯影響到日常生活、人際、社會或職業功能時，就是得到焦慮症，這時就應該接受治療。

焦慮常見的原因

廣泛型焦慮症

沒有特別原因，會感到焦慮，整天過度擔心身邊大小事，易激動或坐立難安。

恐懼症

對於特定空間或場合非常害怕，例如在空曠的操場，或在社交宴會突然很驚恐敏感或想逃避，出現心跳很快、呼吸急促現象。

創傷後壓力不適症

在各種天災人禍後，所產生的不安與驚慌，例如被強暴、搶劫、地震、火災後，長期出現呼吸困難、心悸、煩躁痛苦感。

身心焦慮症

當焦慮發生時，有明顯身體反應，如發抖、流冷汗、暈眩、無法呼吸、肌肉緊張等。當面臨情緒緊張焦慮時，可作深呼吸，有助紓解壓力。如果到達自己無法處理緊張情緒時，不要害怕向專業人員求助。

強迫症

一直重複特定動作，或不斷出現一個念頭、影像，以為這樣可以減少驚慌，控制不住重複思想或行為，失去現實感。

焦慮與懷孕的關係

在懷孕後，特別是初次懷孕者，由於身體內分泌系統處於變動中，再加上對胎兒健康、自身妊娠期的生理變化、分娩疼痛和孩子性別等等過度擔心，更是容易導致焦慮，嚴重時會出現情緒不穩、衝動、失眠、行為異常等妊娠焦慮症。

孕婦的焦慮對胎兒也會產生極為不利的影響，因為焦慮所引起的一系列生理變化，會通過胎盤傳導給胎兒，進而影響胎兒的發育，也有可能影響寶寶出生後的智力發展，或導致胎兒畸形甚至流產。

我是什麼體質的焦慮？

☐ ♥精神恍惚、心神不寧、做事無法專心	☐ ♥失眠多夢	☐ ◎易緊張、壓力大	☐ ◎常覺喉中有異物哽住、咳不出嚥不下
☐ ♥常覺得想哭或是變得很愛哭	☐ ♥食慾不振	☐ ◎情緒急躁、易發脾氣	☐ ◎經前會有脹乳感覺
☐ ♥以前有興趣的事，現在卻提不起勁來	☐ ♥頭暈	☐ ◎常為一點小事煩惱	☐ ◎經痛
☐ ♥易健忘	☐ ♥心悸	☐ ◎胸口悶、呼吸不暢	☐ ◎便秘、腹痛交替出現
	☐ ♥耳鳴	☐ ◎常偏頭痛	
	☐ ♥大便稀軟	☐ ◎常噯氣、呃逆	

出現♥數量多者 ➡ 屬於心血虛損型焦慮 ➡ 藥膳調理 請參考130頁
出現◎數量多者 ➡ 屬於肺氣鬱結型焦慮 ➡ 藥膳調理 請參考131頁

銀耳紅棗湯

服法：睡前3小時服用1碗，能解憂助眠。

適用	心血虛損型焦慮
功效	補養心血、鎮定安神

藥材
淨小麥——2錢
炙甘草——1錢
紅棗（去籽）
————10顆

食材
白木耳——20克
冰糖——適量

作法

1. 藥材洗淨後（除紅棗外），裝入藥包袋中備用。

2. 白木耳用水泡軟、洗淨、去蒂，切碎備用。

3. 鍋內加入適量水，放入藥包袋及紅棗，以小火煎煮10分鐘後，放入白木耳，煮軟後加入適量冰糖調味即成。

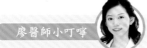

廖醫師小叮嚀

　　在緊張及焦慮時，要避免咖啡因、香煙、酒精、藥物，更不要吃垃圾食物，也要遠離糖、白麵粉製品、醃肉、辛辣刺激的調味料，飲食一定保持正常。

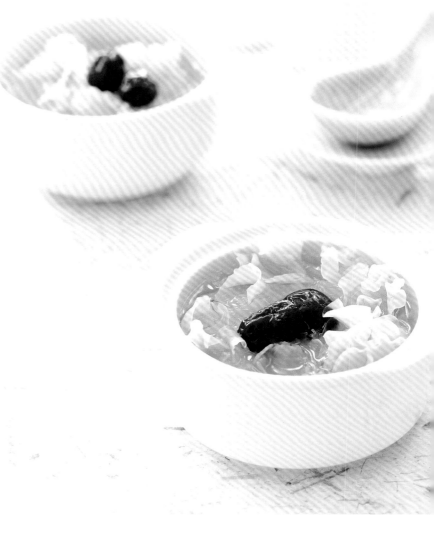

金針排骨湯

適用	肺氣鬱結型焦慮
功效	疏肝理氣、解憂除煩

服法：建議在洗完澡，全身放鬆後服食1碗，若能配上輕柔的音樂、細嚼慢嚥，更能達到理氣解鬱的功效。

藥材

柴胡————2錢
鬱金————1錢

食材

乾金針————100公克
小排骨————250公克
蔥花————適量
鹽————適量

作法

1. 藥材洗淨，裝入藥包袋中，放入小鍋內加水1碗，小火煎煮成1/2碗，取藥汁備用。

2. 金針洗淨、去蒂頭，泡軟備用。

3. 小排骨洗淨，熱水川燙後備用。

4. 鍋內加入適量水，放入金針及排骨，小火燉蒸煮至熟後，再加入藥汁及蔥花、鹽，攪拌均勻即成。

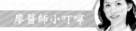

廖醫師小叮嚀

睡眠不足或睡眠品質不好，情緒會越緊繃，因此多休息、擁有充足睡眠，不僅能增強免疫系統，也可以避免發病。

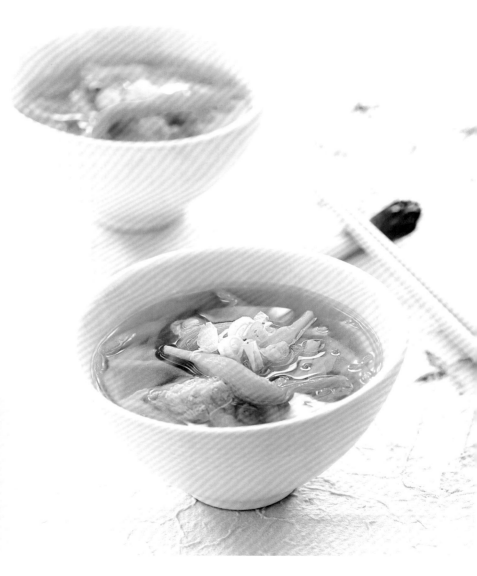

文經社

■ 文經家庭文庫 150

廖婉絨教你吃出好孕來

國家圖書館出版品預行編目資料

廖婉絨教你吃出好孕來 / 廖婉絨 著. ──臺北市：
文經社，2007〔民 96〕
面；公分 .──（文經家庭文庫；150）
ISBN 978-957-663-515-1（平裝）
1. 婦科（中醫）　2. 藥膳

413.6　　　　　　　　　　　　96011819

著　作　人：廖婉絨
發　行　人：趙元美
社　　　長：吳榮斌
主　　　編：林麗文
美術設計：劉玲珠
出　版　者：文經出版社有限公司
登　記　證：新聞局局版台業字第 2424 號

總社・編輯部

地　　　址：104 台北市建國北路二段 66 號 11 樓之一
電　　　話：（02）2517 - 6688
傳　　　真：（02）2515 - 3368
E - m a i l：cosmax.pub@msa.hinet.net

業務部

地　　　址：241 台北縣三重市光復路一段 61 巷 27 號 11 樓 A
電　　　話：（02）2278 - 3158 ・ 2278 - 2563
傳　　　真：（02）2278 - 3168
E - m a i l：cosmax27@ms76.hinet.net
郵撥帳號：**05088806** 文經出版社有限公司

新加坡總代理：Novum Organum Publishing House Pte Ltd.
　　　　　　　TEL:65 - 6462 - 6141
馬來西亞總代理：Novum Organum Publishing House (M) Sdn. Bhd.
　　　　　　　TEL:603 - 9179 - 6333
印　刷　所：通南彩色印刷有限公司
法律顧問：鄭玉燦律師　（02）2915 - 5229

定　　　價：新台幣 250 元
發　行　日：2007 年　8　月　第一版　第 1 刷